THÉRAPEUTIQUE PSYCHIQUE

OU

TRAITEMENT PAR L'HYPNOTISME

ET LA SUGGESTION

C. LLOYD TUCKEY, MD.

THÉRAPEUTIQUE PSYCHIQUE

OU

TRAITEMENT PAR L'HYPNOTISME

ET LA SUGGESTION

TRADUIT DE L'ANGLAIS

Par le Dr **J.-P. DAVID**, de Sigean (Aude)

Membre fondateur de . Société d'hypnologie.

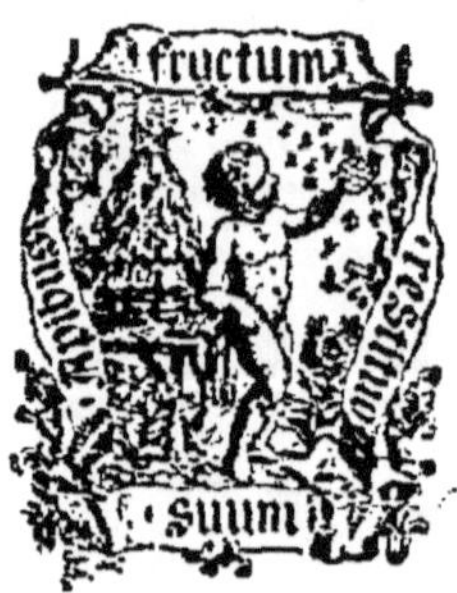

PARIS

SOCIÉTÉ D'ÉDITIONS SCIENTIFIQUES

PLACE DE L'ÉCOLE-DE-MÉDECINE

4, RUE ANTOINE-DUBOIS, 4

1893

Ce petit Livre est gracieusement dédié

Au Docteur LIÉBEAULT

DE NANCY

EN ADMIRATION DE SON GÉNIE

PRÉFACE DU TRADUCTEUR

—

Le livre du Dr Tuckey, dont je donne la traduction au public médical, est un véritable traité didactique de la thérapeutique suggestive. Les médecins, qui n'ont pas encore eu le temps de s'occuper de cette nouvelle branche de la science médicale et qui voudraient savoir jusqu'à quel point l'hypnotisme mérite leur attention trouveront dans cet ouvrage de quoi satisfaire leur curiosité, et de quoi les initier à une méthode thérapeutique dont ils étaient loin de soupçonner l'importance et l'utilité. Tous ne seront pas immédiatement en mesure de pratiquer la suggestion hypnotique dans tous les cas où elle serait indiquée, car, comme le dit le Dr Bérillon[1], elle demande un apprentissage préalable et certaines aptitudes spé-

[1] Voir *Hypnotisme et Suggestion*, par Edgar Bérillon. 1892, Société d'Éditions scientifiques.

ciales, mais ils n'auront plus pour cette méthode thérapeutique le dédain et le mépris qu'elle inspire encore à bon nombre de nos confrères.

Le plan de cet ouvrage est conçu de telle façon que toutes les questions relatives à l'hypnotisme y sont magistralement résolues. Malgré sa modestie, quoiqu'il s'efface devant la haute autorité des maîtres de Nancy, le Dr Tuckey possède à fond son sujet, et l'expose avec un talent d'observateur qu'on ne peut s'empêcher d'admirer. En hypnotisme, en effet, chaque sujet a son individualité propre, et ce n'est qu'après des expériences nombreuses et répétées que l'on arrive à se rendre compte du tact et de la patience que doit avoir l'opérateur, et de la nécessité pour ce dernier de posséder des connaissances médicales qui lui permettent de procéder à un interrogatoire préliminaire sérieux et d'asseoir un diagnostic précis. Pour qu'un remède agisse, il faut qu'il soit absorbé ; pour que la suggestion ait son effet, il faut qu'elle soit acceptée. Quel que soit le degré de sommeil obtenu chez un malade, il peut arriver que l'opérateur n'obtienne pas les modifications qu'il avait suggérées, si, d'une façon quelconque, il a fait naître une contre-suggestion chez le malade, ou si cette contre-suggestion existait à l'état latent chez ce même malade. C'est là, d'ailleurs, ce qui constitue en grande partie les difficultés du traitement psychique. Tel malade résiste à votre influence et n'est suggestible à aucun degré: cherchez la contre-suggestion. Tel autre est plongé dans un état profond de somnambulisme et résiste à vos injonctions: cherchez encore la contre-suggestion. Avec de la pratique et une certaine habileté opératoire, on arrivera toujours, ou du moins le plus souvent, à tourner la difficulté, et à empêcher cette contre-suggestion, qu'il faut savoir découvrir, parce qu'elle existe quelquefois à l'insu même du malade. — Dans le cours de son ouvrage, le Dr Tuckey cite quelques exemples de contre-suggestion très intéressants. Il parle d'un médecin très capable qui ne put arriver à influencer deux clients anglais parce qu'il sentait l'ail, dont l'odeur incommodait fort ces malades. Le Dr Tuckey échoua lui-même chez un gentleman, qui, plus tard, lui donna la raison de son insuccès. Il s'imaginait, comme tant d'autres, que l'opérateur devait être doué d'un esprit très fort et d'un corps très puissant.

Le chapitre qui sera lu avec infiniment d'intérêt est celui dans lequel est décrite la clinique du Dr Liébeault et la méthode suggestive dont le médecin de Nancy est le créateur incontesté et incontestable. Pendant un grand nombre d'années. à une époque où l'hypnotisme était à peine connu en France, et méconnu dans le monde officiel, le Dr Liébeault a pratiqué son système, sans jamais se décourager, malgré les sarcasmes de ses confrères qui ne parlaient de lui que pour s'en moquer et le traiter de fou ou d'halluciné. N'est-il pas certain[1] que les expériences et les observations les plus claires soient contestées, les vérités les plus palpables combattues, toutes les fois qu'elles sont en opposition avec les idées traditionnelles, filles antiques du prestige et de la foi? — Il a fallu toute l'autorité du Dr Bernheim, professeur à la Faculté de Nancy, pour attirer enfin l'attention du corps médical sur ce mode thérapeutique, et placer le Dr Liébeault au rang qui lui est dû dans cette branche de la science médicale, c'est-à-dire au premier rang. Malgré cela, les médecins français ont bien tardé à rendre justice au modeste praticien de Nancy; il y en a peu qui aient eu la curiosité d'aller chez ce maître pour s'inspirer de sa méthode, l'apprendre et la vulgariser; beaucoup même critiquent encore cette méthode dont ils ne connaissent pas le premier mot. La linique du Dr Liébeault a été surtout suivie par les médecins étrangers; aussi est-ce surtout à l'étranger qu'on sait appliquer ce traitement, que l'on appelle partout le traitement de Nancy. Les pages que le Dr Tuckey consacre au Dr Liébeault et à son système sont des pages empreintes d'une grande admiration et d'une grande reconnaissance; nous les avons lues avec un plaisir auquel se mêlait un véritable orgueil patriotique.

---

[1] TARDE, *Les lois de l'imitation.*

Après avoir montré les avantages du traitement psychique, l'auteur de ce livre expose avec beaucoup de détails les dangers de l'hypnotisme, qu'il compare, avec juste raison à un remède ayant ses indications et ses contre-indications, ou à un poison ayant ses doses bien délimitées. Voilà pourquoi le Dr Tuckey voudrait que cet agent thérapeutique ne fût qu'entre les mains des médecins. Il s'élève avec force contre les représentations publiques, données par des individus qu'il appelle des *professeurs nomades :* elles ont, dit-il, pour résultat de jeter le discrédit sur la méthode quand elles n'impressionnent pas désagréablement certaines personnes prédisposées, pour qui ces sortes de spectacles peuvent avoir des conséquences désastreuses. Il cite, d'ailleurs, des exemples à l'appui : entre autres, celui de ce prestidigitateur qui, à Genève, fit exécuter les actes les plus insensés par des notables de la ville.

Les phénomènes nerveux physiologiques et psychologiques qui se rattachent à l'hypnotisme sont aussi étudiés avec beaucoup de soin dans le sixième chapitre. L'attention expectante, la suggestion et l'inhibition sont les procédés qui nous donnent l'explication des phénomènes les plus communs. Les diverses théories émises à ce sujet par les névrologues les plus connus, entre autres celle de Brown-Séquard, celle de Heindenham, sont exposées avec une grande clarté. Pour mieux faire comprendre les phénomènes d'inhibition, les actes dépendant de la volonté et de l'automatisme, il reproduit un diagramme très ingénieux qui a été donné dans l'article *Physiology* de l'*Encyclopédie Britannique*. C'est la loi de l'idéo-dynamisme formulée par le Dr Bernheim.

En dehors des observations nombreuses et fort intéressantes que l'on rencontre dans presque tous les chapitres et qui viennent à l'appui des faits énoncés, le Dr Tuckey consacre un chapitre spécial à une série d'observations heureusement choisies qu'il emprunte aux meilleurs auteurs tels que Liebeault et Bernheim de Nancy ; Benckhardt, directeur de l'asile de Préfarguier ; Voisin, médecin de la Salpêtrière ; Van Eeden, d'Amsterdam ; Burot, de Rochefort ; Ramon Cajal, de Barcelone ; Velander, de la Suède, tous partisans résolus de la méthode suggestive ; et il publie lui-même un grand nombre de cas très instructifs, d'où il résulte que cet agent thérapeutique est d'un grand secours pour le médecin dans maintes occasions où la médication ordinaire est absolument et radicalement impuissante.

Enfin, dans un Appendice qui forme pour ainsi dire la conclusion de son ouvrage, le Dr Tuckey passe en revue les diverses méthodes et les diverses théories connues relatives à l'hypnotisme, et il les apprécie à leur juste valeur : les miroirs de Luys, l'hypnoscope du Dr Ochirowicz, la théorie du professeur Delbœuf, la méthode des hypnotiseurs publics, l'hypnotisation des animaux, la transmission de la pensée, etc. etc.

Comme conclusion générale, nous pouvons répéter, avec le professeur Bernheim et tous ceux qui mettent en pratique la méthode de Nancy, que l'hypnotisme bien appliqué soulage toujours, guérit souvent, ne nuit jamais.

Sigean (Aude), 18 septembre 1891.

Dr DAVID.

PRÉFACE DE LA SECONDE ÉDITION

En présentant au monde médical une seconde édition de la *Thérapeutique psychique*, mon devoir est de remercier mes critiques de la faveur avec laquelle ils ont accueilli le livre paru depuis quelques mois à peine. Il devait purement servir d'introduction au sujet, et je vois que le but a été parfaitement bien rempli.

La présente édition, quoique n'ayant pas d'autres prétentions que la précédente, a été considérablement augmentée; elle contient des chapitres additionnels sur la physiologie et la psychologie de l'hypnotisme, sur la simulation et sur mon expérience personnelle. Voilà pourquoi j'espère que ce petit livre sera d'une grande utilité pour les praticiens qui ne peuvent pas consacrer leur temps à des ouvrages plus complets et systématiques.

Le Dr William Habgood a bien voulu m'aider dans la correction des épreuves.

Janvier 1890.

C. L. T.

PRÉFACE

En faisant paraître ce petit livre sur le traitement par la suggestion, je sens, quoique je doive
implorer l'indulgence pour l'insuffisance de l'auteur, qu'aucune apologie n'est nécessaire dans
l'introduction d'un sujet si important.

Si l'on considère le développement qu'a pris sur
le continent le traitement de Nancy dans ces
quelques dernières années dans le monde savant
et dans le monde médical, il paraît étrange qu'il
ne soit à peu près connu chez nous qu'au point
de vue théorique. Le système de la thérapeutique
psychique a atteint sa plus grande expansion en
Hollande. Là il est adopté dans toutes les grandes
villes, sinon par tous les médecins, du moins par
tout médecin célèbre. En Allemagne, en Russie,
en Suède, en un mot dans toutes les contrées de
l'Europe, sa position est assurée grâce à l'appui
des principaux médecins et aux succès qu'ils en

obtiennent. Partout, je crois, ceux qui redoutaient la vulgarisation d'un agent si puissant se sont d'abord opposés à l'introduction du système; mais, quand les résultats ont été manifestement avantageux, l'opposition est allée en diminuant, et aujourd'hui elle n'existe presque plus. S'il en est ainsi, c'est que ce mode de traitement, au lieu de tomber entre les mains de praticiens ignorants et incapables, a été accepté par des hommes d'un caractère élevé et de grande réputation. On a prouvé que les dangers de l'hypnotisme étaient chimériques. Bien manié, il ne peut en résulter rien de fâcheux. On citerait à peine un cas authentique où il a été appliqué dans un but criminel dans les pays où il est le plus fréquemment employé par des médecins. On ne peut pas en dire autant de tous les systèmes de traitement médical.

Mais, tout en maintenant que l'hypnotisme a été fort rarement employé dans un but criminel, nous serions coupable d'oublier que, dans certaines circonstances, il peut devenir une arme dangereuse dans des mains perverses, et qu'employé d'une façon inconsidérée il peut déterminer des maladies physiques et mentales. Nous avons cependant de nombreux moyens pour éviter ces mauvais résultats. Partout où l'hypnotisme a été largement adopté comme adjuvant précieux dans le traitement des maladies, son importance a été formellement reconnue. Quant aux charlatans, à qui la pratique médicale est interdite et pour qui ces exhibitions publiques sont un amusement, la loi leur en a défendu l'emploi.

L'électricité médicale sort à peine des limbes du charlatanisme, parce que pendant des années le corps médical en tolérait l'exploitation par de prétendus professeurs, qui s'en servaient comme d'un remède universel dans tous les cas, qu'il fût indiqué ou non. Le système de Nancy a eu du succès sur le continent, parce que là il est mis en pratique par des médecins et des chirurgiens capables, qui ont assez de connaissances et d'expérience pour savoir dans quel cas ce traitement sera efficace ou ne le sera pas. Je ne prétends pas ici que ce soit un remède universel capable de supplanter tout traitement médical ordinaire, mais j'estime qu'il sera un auxiliaire puissant contre nombreuses formes de maladie ayant résisté à tous les autres moyens.

Je dois mes remerciements au Dr Donald Baynes pour avoir bien voulu corriger les épreuves.

Green street, Grosvenor square, 1er janvier 1889.

C. L. T.

TRAITEMENT PAR LA SUGGESTION

CHAPITRE PREMIER

Introduction.

Il est bon d'exposer clairement la genèse de la thérapeutique psychique, afin de laisser intact, ce qui n'arrive pas toujours, le modeste mérite qui s'attache à l'honneur de la découverte, et afin que d'autres prétentions ne viennent pas obscurcir celles des véritables fondateurs du système.

La prétention qui est peut-être la moins fondée est celle des magnétiseurs affirmant qu'ils ont traité le sujet devant le public par leurs expériences et leurs amusements. La réponse n'est pas difficile, car, en premier lieu, la méthode pratiquée par le Dr Liébeault et que nous décrivons plus loin diffère du tout au tout de celle employée par ces gens-là; et, secondement, leurs exploits n'ont pas eu d'autre résultat que celui de déconsidérer cette branche de la science médicale et d'en détourner le corps médical. Depuis le commencement du siècle leur méthode n'a pas varié ; à peine s'ils ont ajouté un nouveau truc à leur bagage industriel.

On prisait si peu la valeur scientifique du sommeil provoqué, qu'en 1874 les dictionnaires français de médecine mettaient en doute son existence et n'en parlaient que comme curiosité pathologique. Les encyclopédistes anglais ont presque tous suivi la même voie.

A partir de l'année 1875, époque à laquelle le Dr Charles Richet a commencé à traiter de l'hypnotisme, il ne manque pas d'investigateurs scientifiques sur le continent. Parmi les plus distingués, citons Charcot à Paris, et Heindenhain à Breslau. Ils ont démontré qu'il n'est pas possible de mettre en doute la réalité des phénomènes du somnambulisme provoqué. Mais, bien auparavant, en 1860, le Dr Liébeault avait ouvert sa clinique à Nancy, et avait élaboré son système qu'il a nommé lui-même Traitement par la suggestion.

En 1866, il publia un livre sur ce sujet. Il a donné dans ce livre la description complète des moyens qu'il employait, et la relation des cas traités par lui avec succès [1]. Mais en ce moment ce fut à peine remarqué. Même à Nancy, où il menait une vie retirée, consacrée à soigner les indigents, le Dr Liébeault était regardé, pour ne pas dire pis, comme un aimable enthousiaste

---

[1] *Du sommeil et des états analogues*, considérés surtout au point de vue de l'action du moral sur le physique. Paris, 1866.

halluciné. En 1882, le professeur Bernheim, de la Faculté de médecine de Nancy, se mit à étudier le système en sceptique, comme il le dit lui-même, et, bientôt convaincu de sa valeur, il l'introduisit dans sa clinique à l'hôpital. En 1884, il publia son ouvrage classique sur la suggestion [1].

Comme le Dr Bernheim était bien connu dans le monde scientifique, son livre attira l'attention de tout le continent. Son exemple fut bientôt suivi par d'autres médecins et écrivains de mérite, parmi lesquels les professeurs Beaunis[2] et Liégois[3], de Nancy ; Delbœuf, de Liège[4] ; Buret et Bourru, de Rochefort ; Fontaine et Sigard, de Bordeaux[5] ; Forel, de Zurich, et les Drs Despine, de Marseille ; Van Renthergem et Van Eeden, d'Amsterdam ; Wetterstrand, de Stockholm ; Schrenck-Notzing, de Munich, etc. Tout ce qui a été publié en France sur ce sujet, dans les cinq dernières années, constituerait une grande bibliothèque Il n'y a presque pas une seule grande ville sur le continent où ce système ne soit pratiqué par des médecins, qui presque tous ont plus ou moins écrit sur ce sujet. En outre, un journal paraît mensuellement à Paris, qui donne

---

[1] *De la suggestion et de ses applications à la thérapeutique.* Paris (seconde édition, 1887).

[2] *Du somnambulisme provoqué.* Paris, 1886.

[3] *De la suggestion et du somnambulisme* dans leurs rapports avec la Jurisprudence et la Médecine légale. Paris, 1888.

[4] *De l'origine des effets curatifs de l'hypnotisme.* Paris, 1887.

[5] *Éléments de médecine suggestive.* Paris, 1887.

à ses descriptions et ses discussions les développements les plus étendus [1]. Deux livres de valeur ont paru en 1889 en Allemagne, l'un du Dr Albert Moll, de Berlin, ayant pour titre *Der Hypnotismus ;* l'autre, du Dr Forel [2], est moins important. Ils forment un complément admirable aux ouvrages français, car ils portent pour ainsi dire leur cachet caractéristique et teutonique.

A ma connaissance, il n'y a pas de livre en anglais sur l'hypnotisme considéré au point de vue thérapeutique. Les journaux de médecine et les journaux scientifiques, notamment le *Brain,* journal de la Société névrologique, le *Journal of mental Science,* organe de la Société médico-psychologique, et le *Mind* ont fait paraître de temps à autre des articles dans lesquels il était question des progrès du système à l'étranger, et où l'on rendait compte de quelques ouvrages étrangers traitant cette matière. La *Society for Psychical Research* a étudié cette branche scientifique comme un grand nombre d'autres phénomènes psychiques; elle a fait un travail d'une très grande valeur, qui méritait beaucoup plus d'attention que celle qu'on lui a donnée. M. F. Myers et feu M. Gurney ont publié dans les *Recueils* de la Société des observations qui sont des modèles de science et de style. En 1888, l'auteur de ces lignes

---

[1] *Revue de l'hypnotisme.* Paris, 170, rue Saint-Antoine.

[2] *Der hypnotismus seine Handabung und seine Bedintung.* Stuttgart, 1889.

publia une communication sur ce sujet dans le *Nineteenth Century*. Mais c'est, je crois, le Dr Hack-Tuke qui fut le premier collaborateur médecin anglais ; dans un travail plein d'intérêt qu'il a intitulé *Illustrations of the Influence of the Mind upon the Body*, il arrive jusqu'aux confins de l'application thérapeutique de l'hypnotisme.

C'est à James Braid, le chirurgien de Manchester, que revient l'honneur d'avoir su voir les germes de vérité qui se trouvaient cachés dans les écrits de Mesmer et les magnétiseurs des animaux. Il essaya d'expliquer par des lois physiques les effets obtenus par les mesmériseurs [1] et tourna en ridicule leur prétention de considérer leur action comme résultant d'un courant ou d'un fluide magnétique. Son aversion pour le mysticisme du mesmérisme le conduisit peut-être trop loin et lui fit dépasser le but en le rendant plus rationaliste que ne le comportaient les faits. Bien qu'il ait publiquement démontré son système curatif, qu'il pratiqua d'ailleurs avec beaucoup de succès, bien qu'il ait écrit plusieurs ouvrages sur ce sujet, il paraît l'avoir emporté avec lui dans la tombe, et il appartenait au Dr Liébeault d'arriver à la vérité de la thérapeutique psychique.

Je crois que toutes les grandes découvertes sont amenées par les demi-découvertes précédemment faites. Ce n'est pas amoindrir le mérite du Dr Liébeault de dire que, s'il a traité ce sujet d'une façon supérieure, il le doit

---

[1] *Neurypnologie.* Londres, 1843. — L'influence de l'esprit sur le corps.

aux observateurs qui l'ont précédé, de même que les matériaux fournis à Darwin par Lyell, Hooker et une foule d'autres naturalistes ne l'empêchent pas d'être le créateur de l'évolution. Grâce à son génie, Liébeault sut arranger et systématiser les faits recueillis par ses prédécesseurs, et trouver la véritable explication des phénomènes qu'ils n'avaient pas compris. Sa patience et son courage inébranlable lui ont permis de persévérer dans son travail, sans se laisser troubler par la résistance et le dédain qu'il rencontrait, et il est arrivé à fonder aujourd'hui une école qui, comme je l'ai dit, a ses représentants sur tout le continent, des savants fins et éclairés, appartenant à une classe incapable de concevoir les théories imaginaires du mesmérisme, pas plus que celles qui attribuent la guérison à la foi religieuse.

J'ai à peine besoin de dire que l'hypnotisme médical n'a rien de commun avec le spiritualisme. C'est une chose curieuse que dans ce pays certaines personnes croient à leur association.

Il n'y a pas plus de rapport entre l'hypnotisme et le spiritualisme qu'entre la Chine et la métaphysique. Tous les médecins étrangers, que je sache, se servant de l'hypnotisme dans leur pratique donnent aux phénomènes observés une explication rationnelle et matérielle, et refusent toute espèce de corrélation entre ce genre de traitement et les moyens adoptés par une secte ou une religion quelconque.

CHAPITRE II

Exemples montrant l'influence de l'esprit sur le corps. —
Anesthésie obtenue par l'imagination sans chloroforme. —
De l'imagination et du moral, causes de guérisons. — Des
maladies et des désordres fonctionnels, par la direction
morbide de la pensée. — Une même cause peut déterminer
des changements organiques. — Maladie et même mort,
provoquée par la suggestion des symptômes. — Autosuggestion. — Simulation de la mort. — Guérisons par
les reliques et les lieux saints. — De l'attouchement pour
le mal royal. — Exemple moderne montrant l'efficacité de
l'attouchement royal.

Tous ceux qui ont porté quelque attention sur ce sujet
reconnaissent la puissance considérable de l'esprit —
avec ou sans la volonté — sur le corps, le rendant parfois capable d'un effort inusité ou même extraordinaire.
Ce pouvoir s'exerce à l'état de santé comme à l'état de
maladie, mais principalement dans ce dernier état,
probablement parce que l'observation en est plus aisée.
Tout le monde connaît, surtout les médecins et les
psychologues, un certain nombre d'exemples curieux à
l'appui de cette prépondérance de l'esprit. Je rappelle-
rai l'histoire de cet individu, malade à l'hôpital, à qui
le médecin consultant donne une prescription avec
cette remarque : « Prenez ceci, cela vous fera du bien. »

A la visite suivante, questionné sur l'ordonnance prescrite, il répondit qu'il l'avait prise comme on le lui avait dit et que, conformément à la promesse faite, elle lui avait fait un grand bien. Le Dr Hack-Tuke (*op. cit.*) cite un nombre de cas dans lesquels les remèdes ont agi au-delà de leurs propriétés connues et suivant ce que l'on en attendait du malade. Il donne l'exemple d'un étudiant qui demanda une pilule apéritive; celui qui fut chargé de la donner se trompa et lui donna une pilule composée d'opium et d'antimoine, laquelle, au lieu de produire ses effets habituels de transpiration et de somnolence, agit conformément au désir de l'étudiant. Tout médecin trouvera dans sa pratique des faits pareils; les funestes effets d'une médication lui sont parfois injustement attribués, mais, par contre, il lui arrive aussi d'être félicité de ses bons résultats après une prescription des plus simples.

Il existe peu de cas de ce genre aussi remarquables que celui relaté par M. Woodhouse Braine, le chloroformiste bien connu. Au moment d'administrer l'éther à une jeune fille hystérique qui devait être opérée de deux tumeurs sébacées qu'elle avait à la tête, il s'aperçut que le flacon d'éther était vide, et qu'il n'y avait dans l'inhalateur aucune odeur révélant l'existence d'une substance anesthésique quelconque. En attendant un secours qui ne pouvait pas tarder, il eut l'idée de familiariser la malade avec l'appareil en lui plaçant l'inhalateur sur la bouche et sous le nez, tout en lui

disant de respirer tranquillement comme si elle dormait. Après quelques inspirations, elle s'écria : « Oh !
je le sens, je m'en vais ! » et un moment après ses yeux
se convulsaient en haut, et la conscience disparaissait.
Comme la sensibilité était complètement abolie et que
l'éther n'était pas encore arrivé, M. Braine proposa
au chirurgien de procéder à l'opération. La première
tumeur fut enlevée sans que la malade s'en doutât le
moins du monde, et puis, pour s'assurer de son état,
un assistant dit qu'elle reprenait ses sens. Elle commença, en effet, à donner les signes du réveil; on lui
appliqua alors une fois de plus l'inhalateur, avec cette
remarque : « Elle sera bientôt sans conscience ». La
sensibilité disparut immédiatement, et l'opération fut
achevée avec un succès complet sans douleur. Comme
cette jeune fille avait déjà pris de l'éther trois ans
auparavant, l'attente et l'emploi de l'appareil suffisaient
pour rappeler son souvenir, et lui faire éprouver les
effets du remède comme s'ils étaient réels.

On dit que lorsque Sir Humphry Davy étudiait les
propriétés du gaz hilarant — alors appelé l'oxyde
nitreux, — il proposa de l'administrer à un homme qui
souffrait d'un tic douloureux, mais il voulut auparavant
lui mettre un thermomètre dans la bouche pour prendre la température. Cet homme prit l'instrument pour
un remède nouveau et subtil, et dans quelques minutes
il s'écria qu'il n'avait plus de mal. On trouve encore
aujourd'hui cette même croyance dans l'efficacité du
thermomètre chez les individus dépourvus d'instruction ; un de mes amis en fit l'expérience à ses dépens
dans un hôpital, alors qu'il était l'interne d'un méde-

cin célèbre. Il avait pour devoir de prendre tous les matins la température de chaque malade. Un jour qu'il était pressé par le temps, il gagna quelques minutes en ne faisant pas l'épreuve du thermomètre chez un malade dont il savait que la température était toujours normale. Un peu plus tard, dans la journée, le médecin demanda à cet homme comment il se trouvait ; ce dernier répondit qu'il allait beaucoup plus mal par suite de la façon dont on le négligeait. Il résulta de l'enquête que le fait d'avoir manqué de laisser pendant trois minutes le thermomètre dans la bouche avait empêché l'effet magique de se produire, et mon ami fut blâmé.

J'ai connu à la Jamaïque une jeune lady qui, pendant des mois, resta couchée sur son lit ou sur sa dormeuse, incapable de faire un pas par suite d'une paralysie manifeste des membres inférieurs, contre laquelle avait échoué toute espèce de traitement. Un matin on lui apporte la nouvelle que son frère, à qui elle était profondément attachée, est tombé de cheval, et qu'il se trouve dans une position critique à quelques milles dans les montagnes. Immédiatement elle se leva, aida elle-même à seller un cheval courut sur le théâtre de l'accident, et soigna son frère jour et nuit pendant une semaine. Le choc nerveux qui avait mis sa volonté en action avait en même temps fait disparaître la paralysie d'une façon complète et définitive; cette paralysie était, d'ailleurs, de nature purement fonctionnelle et hystérique.

Il y a quelques années, j'ai eu l'occasion de voir un

certain nombre de cas semblables. J'ai habité la maison d'un clergyman, qui souffrait depuis longtemps d'un rhumatisme chronique ; il en était devenu si impotent, qu'il ne pouvait marcher que très lentement et avec une grande difficulté. Il était un jour étendu sur un sofa, d'où par la porte ouverte il pouvait voir dans une autre chambre dont il était séparé par un corridor ; sa femme, qui se trouvait précisément alors dans cette chambre, commit la maladresse de renverser une table. Le clergyman, comme par enchantement, se dressa sur ses pieds et marcha rapidement d'un pas assuré jusque dans la chambre en s'écriant : « C'est toute l'encre que j'avais chez moi, et il me faut écrire un sermon. » Il faut dire cependant que la guérison fut aussi courte que l'émotion qui l'avait causée. On peut cependant supposer qu'avec une excitation prolongée cette facilité dans les mouvements aurait persisté plus longtemps, et, en donnant aux adhérences le temps de se rompre et à l'épanchement celui de se résorber, l'affection aurait fini par céder.

Il y a quelques mois, pendant une partie de plaisir sur l'eau, une jeune lady se plaignait d'une très forte névralgie. Le bateau vint à être violemment secoué, et la lady devint extrêmement agitée. La peur d'être renversée fit complètement disparaître la névralgie qui ne reparut plus, du moins ce jour-là. C'est une chose connue que ceux qui souffrent du mal de mer n'en souffrent plus dans les moments de danger, et que nous pouvons écarter le sentiment de la douleur en occupant notre esprit à des affaires qui nous intéressent beaucoup.

Il suffit d'avoir sur l'électricité des notions rudimentaires pour savoir que le plus souvent les appareils usités par le populaire, tels que les ceintures et les plastrons, sont absolument inertes. Il est incontestable qu'ils en obtiennent parfois d'excellents effets, mais alors ces effets sont dus à l'action stimulante qui s'exerce sur l'imagination [1]. Les ceintures contre le choléra, les sachets de camphre et tant d'autres préservatifs agissent probablement de la même façon. Cependant, bien que ces appareils et tous ceux du même genre n'aient pas les propriétés qu'on leur attribue, je serais fâché de dire qu'ils n'ont pas un but utile. En relevant l'espérance, en inspirant la confiance ils rendent souvent celui qui les porte capable de s'exposer impunément à la contagion, ou, s'il est malade, lui donnent l'espoir de la guérison ; il n'y a rien en effet qui déprime davantage et favorise plus sûrement l'éclosion d'une maladie que la peur. Si les médecins et les gardes-malades jouissent d'une certaine immunité contre l'infection, ils le doivent en partie à la préoccupation de leur esprit, qui fait qu'ils ne quittent aucune chambre avec le sentiment de la frayeur, et en partie à la con-

[1] Voir la lettre du Dr Steavenson dans *Lancet et British medical Journal*, 16 octobre 1889.

fiance résultant d'une longue familiarité avec le danger.

L'idée de substituer une prise inoffensive à une mixture narcotique, sans laquelle un malade nerveux croit ne pas pouvoir dormir, est, comme nous le savons tous, une ressource journellement employée et montre les bienfaits que l'on peut retirer de l'imagination.

D'un autre côté, il est possible chez une personne qui paraît jouir d'une santé parfaite de faire naître par pure imagination les symptômes d'une maladie sérieuse. Les profanes qui se mêlent de médecine, les étudiants au début de leurs études médicales ont de la tendance à s'imaginer qu'ils ont l'une ou l'autre des maladies qu'ils étudient ; — la plus commune est peut-être la maladie du cœur, dont ils finissent souvent par ressentir les symptômes subjectifs.

Un de mes amis me dit qu'une seule fois en sa vie il a souffert d'une laryngite avec perte de la voix. C'était à l'époque où il suivait les leçons du Dr Semon sur les maladies de la gorge. Il peut se faire qu'il y ait eu simple coïncidence, mais alors comment expliquer ces exemples fréquents de médecins ayant succombé à la maladie dont ils avaient fait leur étude de prédilection ? C'est ainsi que le professeur Trousseau mourut d'un cancer de l'estomac. Il est probable que l'attention soutenue de l'esprit sur un organe spécial prédispose à la maladie de cet organe.

L'hypochondrie est, nous le savons, un état dans lequel le malade sent le fonctionnement de ses organes

internes et a la sensation de leur état morbide.
Cet état a de la tendance à s'aggraver, parce que
l'attention du malade se fixe de plus en plus sur les
fonctions qui devraient s'accomplir automatiquement, et,
à moins qu'on n'y remédie par une puissante révulsion
intellectuelle, la maladie a bientôt fait son siège. Le
Dr Russell Reynolds[1] a réuni et classé plusieurs cas
de paralysie dépendant de causes fonctionnelles, guéris en dirigeant avec soin le traitement principalement
sur le moral des malades. Il insiste sur les difficultés
d'un traitement ordinaire, et il fait voir la nécessité
qu'il y a de combattre les idées morbides qui sont souvent le point de départ de l'affection. Le plus grand
nombre des cas qu'il rapporte ont été guéris, mais
quelques-uns ont résisté à tous les moyens de traitement. Le Dr James Reynolds[2] cite le cas d'une femme
morte à l'hôpital général de Birmingham des suites
d'une paraplégie hystérique ; l'autopsie prouva qu'elle
n'avait aucune lésion organique. Il donne ensuite un
aperçu des dangers que présente cet état de maladie :
« Si l'on se trompe sur la nature de la maladie, et que
le stimulus de la volonté continue à manquer aux
muscles inactifs, la nutrition de cette portion des centres
nerveux qui préside aux mouvements de ces muscles
se fait mal, et ce qui au début était un simple trouble

---

[1] *British medical Journal*, vol. XI, 483, 1869.
[2] *De l'idée, cause de paralysie et d'autres affections relatives aux mouvements. Ibid.*, p. 632.

fonctionnel devient à la fin une maladie organique réelle. » Le Dʳ Russell Reynolds conclut ainsi : « J'estime et je crois qu'un grand nombre de cas de désordres des centres nerveux, graves en apparence, peuvent être entièrement guéris, et que, d'autres fois, lorsque l'affection imaginaire est greffée sur une lésion organique, les ressources ne manquent pas pour écarter la première ; et quant à la seconde, cependant plus grave, l'espérance que l'on apporte est un stimulant si puissant que l'on peut considérer la guérison non pas seulement comme possible, mais comme probable et comme un fait accompli. » Il y a beaucoup de gens des deux sexes qui ne peuvent pas entendre parler d'une maladie sans s'imaginer qu'ils en sont atteints. Quand le malade est un prince ou d'un rang élevé, le progrès de son affection est journellement rapporté dans les journaux, et il n'est pas rare que cette maladie prenne presque le caractère d'une épidémie. Les spécialistes de la gorge possèdent des observations curieuses montrant que pendant la maladie du dernier empereur Frédéric les affections de la gorge réelles ou imaginaires sont devenues plus fréquentes. La chose ne date pas de si loin qu'on ne puisse pas se la rappeler ; la rougeole resta pendant quelque temps la maladie à la mode. On voit bien que la peur est capable d'engendrer une maladie lorsque éclate le choléra, la petite vérole, la peste ou toute autre épidémie. La pseudo-hydrophobie est une maladie parfaitement connue ; il n'est pas douteux qu'un grand nombre de cures d'hydrophobie ne sont tout simplement que des cures de maladie créée par la peur.

Il nous arrive quelquefois de rencontrer des gens qui nous disent qu'ils « n'ont pas le temps d'être malades ». Les exemples de longévité que l'on connaît sont une preuve que la rouille détruit plus que l'usage, et que l'on a plus de chance d'arriver à une robuste vieillesse quand on a mené une vie occupée que lorsqu'on a été paresseux. La fainéantise est un facteur bien connu dans la production d'une foule d'affections réelles ou imaginaires du corps et de l'esprit ; cela s'explique par le manque de distraction de l'homme paresseux qui consacre une trop grande attention à ses propres organes.

Un grand nombre de pathologistes ont étudié ce qui se produit, lorsque, sur un point de l'économie, se porte l'imagination combinée avec la *direction de la conscience*. Pour me servir de l'expression de Sir H. Holland, John Hunter dit qu'il était sûr de produire une sensation dans une région quelconque de son corps, rien qu'en concentrant son attention sur cette région. Sir H. Holland [1] a fait la remarque suivante : « Dans l'hypochondrie, le malade, en tenant son attention fixée sur les organes intérieurs, ne produit pas seulement un trouble dans les sensations, mais aussi du désordre

[1] *Notes médicales et réflexions*. Londres, 1839.

dans les organes mêmes. » Du même auteur : « Quand on est sujet à des battements irréguliers du cœur, il suffit d'un simple effort de l'attention pour les provoquer et les augmenter. »

Un médecin de mes amis, atteint d'une insuffisance mitrale, me dit qu'il n'en est presque jamais incommodé, excepté lorsqu'il a à examiner un malade du cœur. Son attention est alors portée du côté de son organe malade, et il souffre de palpitations.

Le Dr Forbes Winslow[1] dit sur le même sujet : « C'est un fait bien établi que l'altération des tissus est le résultat de la concentration morbide, de l'attention sur la structure de tel ou tel organe. Un malaise quelconque ou même une douleur fait naître dans l'esprit l'idée d'une maladie dans quelque point de l'économie, dans les poumons, ou dans l'estomac, ou au cœur, ou au cerveau, ou au foie ou dans les reins. La moindre irrégularité, le moindre trouble dans le fonctionnement de ces organes est noté ; et cela suffit pour l'hypochondriaque ; il découvre une maladie sérieuse et fatale là où se porte son attention. Cette concentration de la pensée sur l'action de certains organes, prolongée pendant une longue période, entretient une déviation dans leur fonctionnement normal, et insensiblement une véritable lésion devient manifeste. La direction continuelle de l'esprit sur les tissus

[1] *Maladies obscures du cerveau et de l'esprit.* Londres, 1860.

que l'imagination suppose être malades détermine une exaltation de leurs fonctions spéciales, augmente leur susceptibilité, en provoquant (on peut le supposer) une accumulation de sang en quantité anormale, suivie d'une tension vasculaire énorme, puis d'une congestion capillaire ; il en resulte un supplément de force nerveuse et une altération appréciable dans la structure des organes[1]. Le Dr Hack Tuke dit ceci : « Que vingt personnes fixent leur attention sur le petit doigt pendant dix minutes ; la plupart d'entre elles éprouveront dans ce doigt des sensations bien nettes, se traduisant chez quelques-unes par un sentiment de pesanteur ou de tremblement, et chez les autres par la douleur. » Il essaye d'expliquer cela en supposant que le fait d'être attentif augmente la circulation du sang en ce point, et par conséquent détermine un apport de sang plus considérable dans les ganglions nerveux correspondants qui président à la sensibilité ; c'est ce qui explique la sensation subjective. Il suppose encore que, le grand sympathique se trouvant excité, cette excitation se transmet aux nerfs vaso-moteurs qui amènent dans le doigt un changement momentané de la circulation, et la sensation se produit. Il émet en outre une troisième hypothèse, intéressante parce qu'elle est analogue à celle que donne le professeur Delbœuf, de Liège (voir page 160). Le fait de fixer l'attention sur une partie du

---

[1] *Op. cit.*

corps pendant un certain temps nous rend conscients du travail organique qui d'habitude s'exécute d'une façon automatique et en dehors de notre conscience, Sir James Paget croit qu'à la suite de cette suractivité nerveuse la température peut s'élever au moins jusqu'à 101 degrés (la normale étant de 98°, 5). Le professeur Wunderlich[1] dit sur le même sujet : « Dans la névrose hystérique la température peut s'élever à une hauteur extraordinaire sans aucun motif. » Le Dr Wilkes cite des cas d'anémie extrême survenue à la suite d'émotions déprimantes ; ce fait concorde avec l'expérience de tous les médecins, absolument comme le fait opposé : les émotions agréables sont d'un excellent effet pour le sang et les sécrétions, et favorisent la santé. Il n'est pas rare de rencontrer des individus dont les cheveux, après une très forte émotion, ont subi rapidement, même dans peu de jours, une altération atrophique jusqu'à devenir blancs et tomber ; on voit aussi les dents se gâter très vite dans les mêmes circonstances.

Voici ce que dit[2] le Dr de Watteville : « Une des propriétés les plus frappantes du système nerveux, c'est que, lorsqu'une de ses parties entre en activité, une autre peut être arrêtée ou suspendue (phénomènes d'inhibition)..... Quand nous nous laissons tout à fait aller à une impression sensitive, ou que nous suivons le fil d'une pensée, l'excitabilité de toutes les parties

<hr>

[1] *Medical Thermometry New Sydenham Society*, 1871.
[2] *Sleep and its counterfeits Fortnightly Review*, may 1887.

cérébrales, à l'exception de celle qui est en jeu, est diminuée par l'action inhibitoire de la portion en travail. Ainsi quand nous disons que la colère ou la peur paralyse, nous faisons allusion, avec une expression exacte, à l'influence inhibitive qu'une émotion puissante exerce sur les fonctions cérébrales. » Ce qui prouve que l'émotion et l'imagination ont le pouvoir de modifier les sécrétions, c'est que la bouche devient sèche et chaude par la peur et la colère, tandis que d'un autre côté elle devient humide à l'idée d'un mets savoureux ; cela s'explique par l'impression morale qui paralyse ou stimule l'appareil sécrétoire des glandes salivaires. Une violente émotion peut, de même, si bien modifier la sécrétion du suc gastrique, qu'elle détermine une indigestion chez les individus déjà prédisposés. L'expression populaire *vert de colère* signifie qu'une attaque de jaunisse peut être provoquée par la colère par suite d'une accumulation de bile dans le sang ; dans ce cas, l'excitation nerveuse cause l'inhibition de la fonction du foie sain.

La maladie peut donc, comme nous l'avons vu dans l'hypochondrie et les états analogues, être provoquée par autosuggestion, et il n'est pas douteux qu'elle puisse l'être aussi par une suggestion venant de l'extétérieur. Que des amis répètent souvent à un individu qu'il a l'air malade, qu'il semble incapable de marcher, que, s'il ne se soigne pas, il aura ceci ou cela, le voilà à peu près sûrement pendant quelque temps avec une santé altérée, à moins qu'il n'ait un esprit solidement équilibré et très gai. On raconte l'histoire d'un fermier à qui l'on fit, pour s'amuser, de pareilles suggestions ; plusieurs personnes lui dirent avec assurance qu'il avait l'air bien malade, elles lui firent en effet prendre le lit où il fut atteint d'une véritable maladie. C'est là, sans doute, une mauvaise plaisanterie, mais il arrive souvent à des gens bien intentionnés de produire un résultat semblable, lorsqu'ils disent quotidiennement à leurs connaissances qu'ils prennent en pitié leur mauvais état de santé.

Le Dr Hack Tuke cite un exemple de mort produite par la suggestion. Un Français de marque ayant été condamné à mort pour un crime qu'il avait commis, ses amis, pour éviter le scandale d'une exécution publique, lui persuadèrent d'être le sujet d'une expérience. On lui dit qu'on le ferait mourir en lui pratiquant une saignée. On lui banda les yeux, et, après lui avoir fait une piqûre au bras, on fit couler sur ce dernier un courant d'eau chaude que l'on recevait dans un bassin. Pendant ce temps les assistants se communiquaient leurs remarques sur son état supposé : « Il tombe en défaillance ; les battements du cœur sont plus faibles ; il n'y a presque plus de pouls ; » et autres commentaires pareils. Bientôt après le malheureux mourait avec les signes évidents d'une syncope cardiaque, suite d'hémorrhagie, sans cependant avoir perdu une goutte de sang (voir la note à l'Appendice, page 212).

Il existe des cas authentiques de mort apparente produite par autosuggestion. D'après ce que l'on entend dire, les fakirs indiens et d'autres fanatiques de l'Orient ont accompli des faits pareils. Braid raconte l'histoire remarquable et, croit-il, parfaitement authentique d'un dévot de distinction qui, pour convaincre le Maharajah Runjeet-Singh [1] qu'il avait ce pouvoir sur lui-même, simula la mort apparente ; on le plaça dans un cercueil scellé au fond d'un caveau, dont la porte fut également scellée et gardée par des soldats. Au bout de six semaines, terme convenu par lui-même, il fut exhumé du tombeau en présence du Rajah et de plusieurs témoins dignes de foi, Anglais et indigènes, et on le trouva avec toutes les apparences de la mort. Après que ses serviteurs l'eurent graduellement rendu à la vie, il se leva, et il parla ; on croyait encore avoir devant soi un spectre ou un cadavre. Ses premières paroles furent adressées à l'incrédule Rajah : « Me crois-tu maintenant ? » lui dit-il.

Parmi les cas de ce genre, celui qui mérite le plus de crédit est le cas européen suivant relatif au colonel Townshend, raconté par le Dr Cheyne : « Il pouvait mourir ou ne pas respirer quand il voulait, et puis, par un effort ou de toute autre manière, il pouvait revenir

[1] Ce cas est rapporté en détail par le Dr Mac Gregor dans son *Histoire des Siks*, p. 227. Il assista lui-même à l'exhumation. Il existe d'autres cas présentant le même caractère et toutes les garanties d'authenticité, mais il est nécessaire de pousser plus loin les investigations scientifiques sur ce sujet.

à la vie... Son pouls, examiné par nous trois, était bien sensible, quoique petit et filiforme ; son cœur battait comme de coutume. Il se coucha sur le dos et resta quelque temps sans mouvements. Pendant que je tenais sa main droite, le Dr Baynard avait la main sur son cœur, et M. Skrive lui tenait devant la bouche un miroir bien poli. Je trouvai que son pouls baissait peu à peu, jusqu'à ce qu'enfin, malgré toute mon attention, je ne sentis plus rien. Le Dr Baynard ne percevait plus le moindre mouvement dans le cœur, tandis que M. S. ne distinguait pas la moindre trace de souffle sur la glace polie. Chacun de nous se mit à examiner de nouveau, à tour de rôle, le bras, le cœur et la respiration, et nous ne pûmes, malgré le soin le plus minutieux, découvrir chez le colonel aucun signe de vie. Nous discutâmes longtemps sur ce singulier cas de mort apparente, et, comme il continuait à rester dans le même état, nous commençâmes à croire qu'il avait poussé trop loin l'expérience ; à la fin nous fûmes convaincus qu'il était réellement mort, et nous étions disposés à le laisser. Cela dura environ une demi-heure... Comme nous partions, nous remarquâmes quelques mouvements de son corps, et, en l'examinant de plus près, nous constatâmes le retour graduel du pouls et des battements du cœur ; il se mit à respirer lentement et à parler à voix basse. Nous fûmes tous étonnés au suprême degré de ce changement inattendu[1]. »

[1] Le point de départ des mouvements du cœur est l'excitation

Si par la suggestion il est possible de provoquer la
maladie et même peut-être la mort, il nous arrive souvent d'obtenir la guérison par le même procédé. A cet
égard, cependant, l'autosuggestion, malgré les services qu'elle pourrait rendre, ne nous est que d'un bien
faible secours, par la raison naturelle que l'esprit d'une
personne malade, abandonné à lui-même, a plutôt de
la tendance à se suggérer des idées morbides que des
idées saines, et arrive aussi à accentuer la maladie au
lieu de la guérir. Tous les médecins savent comment,
en faisant naître l'espérance et la confiance chez un malade souffrant d'une affection fonctionnelle et même
souvent d'une maladie organique curable, ils peuvent
faciliter le travail de la guérison, et hâter ainsi la con-
valescence.

En tout temps, des cures merveilleuses vraies ou
fausses, le plus souvent fausses, ont été signalées dans
les lieux consacrés au culte d'un saint quelconque.
Parmi les nombreux pèlerins qui vont à la Mecque,
sur les rives sacrées et les temples de l'Inde, au centre

produite par la pression du sang sur les fibres nerveuses de l'endocarde. Si l'on empêche le contact du sang avec l'endocarde, le cœur
cesse de battre parce que l'action réflexe ne s'exerce plus. Si, par
une expiration forcée, on retient la respiration et que la poitrine,
par conséquent le cœur, soit comprimée jusqu'à vider complètement
les poumons de l'air qu'ils contiennent, et à faire toucher les parois
musculaires du cœur, nous pouvons réussir à arrêter les battements.
Une expérience semblable n'est pas à recommander parce qu'elle
pourrait avoir une issue fatale.

Voir un article sur *la Mort simulée*, par le D<r> G. Tourdes, dans le
Dictionnaire encyclopédique des Sciences médicales. Paris, 1875.

de l'hagiologie bouddhiste, il y en a quelques-uns qui, après une journée fatigante et pénible, sont réellement guéris quand ils rentrent chez eux. Un certain nombre de ceux qui ont été portés à Lourdes, ou y sont allés en boitant, ainsi qu'à une centaine d'autres lieux saints de l'Église catholique abandonnent les béquilles dont ils n'ont plus besoin. Il y a des malades qui vont adorer la sainte Tunique à Trèves et qui reçoivent, en effet, la récompense de leur foi en recouvrant la santé. Des porteurs de reliques ou d'amulettes se trouvent réellement mieux depuis qu'ils en sont possesseurs. Un esprit gai, superbe et convaincu vient souvent à bout d'un corps malade avec une grande rapidité.

Pour la même raison, il n'y a pas de doute que pour le mal royal l'attouchement n'ait effectué un grand nombre de guérisons. Les tournées royales étaient annoncées longtemps à l'avance et les malades restaient souvent des semaines le long de la route, attendant le moment de la guérison ; c'est dans cette attente qu'ils mettaient leur espoir. A cette époque de foi, où la croyance dans le droit divin pour les rois était universelle et puissante, l'attouchement de la main royale produisait, sauf dans les cas désespérés, un effet stimulant qui souvent a provoqué une réaction bienfaisante. Même de notre temps, l'attouchement royal accompagné de quelques bonnes paroles est d'un excellent effet. Nous lisons dans la vie de Victor-Emmanuel[1]

[1] *Life of Victor Emmanuel by* G. S. GODKIN, vol. II, p. 213.

qu'en 1865, alors que le choléra sévissait avec fureur à Naples, et que les habitants apeurés émigraient par milliers de la ville, le roi fit le tour des hôpitaux afin de rendre le courage à son peuple. « Il s'arrêta devant les lits, et adressa aux malades des paroles d'encouragement. » Il y en avait un dans le nombre qui portait déjà les signes d'une fin prochaine ; le roi fit halte devant lui, lui prit la main couverte de sueur froide et la pressa en disant : « Prends courage, pauvre homme, et fais en sorte de guérir bientôt. » La chaude poignée de main, les paroles encourageantes produisirent un effet salutaire sur cet homme mourant qui avait reconnu le roi. Le soir même, le syndic alla voir le roi et lui dit : « La visite de Votre Majesté porte bonheur ; je suis heureux de vous dire que, dans leur rapport d'aujourd'hui, les docteurs signalent une décroissance de la maladie, et Votre Majesté a opéré un miracle sans s'en douter. L'homme que vous pensiez mort ce matin est hors de danger ce soir. Les docteurs disent que l'émotion provoquée par votre présence a déterminé une crise salutaire. » Dans sa *Physiologie*, Carpenter [1]

----

[1] *On the influence of the nervous system in the organic fonctions*, chap. V, ninth edition.

L'exemple le plus frappant peut-être du pouvoir qu'ont la volonté et l'imagination d'influencer les fonctions organiques et même de les provoquer est rapporté dans quelques cas rares, mais bien authentiques, recueillis par le Dr Dunglison (*Human physiology*, vol. II, seventh edition) et cités par Carpenter. On y voit que le désir violent d'avoir du lait, combiné avec l'irritation continue du mamelon par la bouche d'un enfant, a déterminé la sécrétion du lait dans les démontre, par de nombreux exemples, l'influence de l'esprit et de l'imagination sur les diverses fonctions du corps. Nous n'avons qu'à nous recueillir un moment pour nous rappeler un grand nombre d'observations personnelles qui prouvent la même chose.

glandes mammaires chez des femmes qui n'avaient pas d'enfant et n'étaient pas mariées et même chez des hommes. Ce qui prouve jusqu'à l'évidence le pouvoir de l'autosuggestion, c'est qu'il n'est pas rare de voir des femmes avoir tous les symptômes subjectifs et objectifs de la grossesse, quoiqu'elles ne soient pas réellement enceintes, par le seul fait qu'elles la désirent fortement. Le cas historique de la reine Marie est un exemple familier.

CHAPITRE III

La concentration énergique de l'attention augmente l'influence prépondérante de l'esprit sur le corps. — A la suppression d'une faculté correspond un développement plus grand des autres. — De la concentration de l'esprit sur une idée dans le somnambulisme ; impossibilité d'accomplir la réalisation de cette idée au réveil. — Effets tragiques produits dans le somnambulisme naturel. — La thérapeutique peut utiliser le somnambulisme artificiel ou hypnotique. — Le sommeil naturel peut devenir un sommeil hypnotique, et *vice versa*. — De la possibilité de rendre les facultés plus vivaces et plus fortes dans le somnambulisme hypnotique.

Je me suis efforcé de montrer l'influence que peut avoir l'imagination (dans toute l'acception du mot) sur l'esprit et le corps au point de vue de la santé. Je veux maintenant essayer de prouver que l'action directe de la conscience est considérablement accrue dans certaines conditions, au moment où l'esprit est totalement concentré sur un seul objet en dehors de toute considération étrangère.

Nous avons vu quelles modifications peuvent subir les fonctions organiques, la guérison ou la maladie, sous l'influence de la concentration de l'esprit, soit que cette concentration se produise spontanément ou qu'elle survienne à la suite d'un contre-coup éclatant au dedans ou venant du dehors. Il arrive quelquefois que ces modifications se font peu à peu; mais souvent, lorsque l'impression a été soudaine et l'influence très grande, elles se font avec une rapidité qui tient du prodige.

Nous savons tous, la plupart pour l'avoir éprouvé nous-mêmes, que, lorsque la concentration de l'esprit se produit à la suite d'un motif puissant, nous sommes capables d'accomplir des actes intellectuels ou physiques qui nous sont généralement impossibles. Dans cet état, un homme exécutera des tours de force qui seront loin d'être en rapport avec sa puissance musculaire, ou bien il affrontera des dangers qui l'auraient fait reculer s'il avait pu en calculer les conséquences probables, ou bien encore il accomplira, dans un court espace de temps, une somme prodigieuse de travail intellectuel, lequel peut être si bien fait qu'il sera lui-même étonné de son œuvre quand il sera revenu à des moments plus calmes. Il est évident que, si elle se maintient à ce degré, la concentration peut entraîner la ruine de l'esprit ou du corps, mais nous devons reconnaître qu'elle est un facteur nécessaire dans l'accomplissement des grandes choses, et qu'il n'y a pas de succès possible dans la vie pour ceux qui ne savent pas la contenir à un degré modéré. Le poète Coleridge nous en fournit un exemple frappant. Par suite de son impuissance à diriger son esprit, malgré tout son puissant génie, le nombre de ses travaux complets atteint un chiffre extraordinairement réduit. Moins nous avons de ce pouvoir, plus grande est la tendance de notre action mentale à devenir automatique. L'esprit d'une personne peu accoutumée à exercer ce pouvoir s'en va sans direction et sans discipline d'une idée à une autre ; elle arrive difficilement à conduire jusqu'au bout le fil de sa pensée ; à son imagination errante correspond l'incohérence de ses pensées et probablement de ses actes.

Heureusement que la règle pour nos fonctions organiques qui entretiennent la vie est d'être purement automatiques. Mais, comme nous l'avons vu, il peut nous arriver de concentrer sur elles notre attention et d'influer ainsi sur leur opération, quelquefois à notre avantage, mais plus souvent au détriment de la santé du corps et de l'esprit. Les mouvements physiques, sur lesquels nous avons un plein contrôle, s'exécutent aussi généralement d'une façon automatique. Dans les circonstances ordinaires, nous n'avons pas conscience de nos pas dans la marche, du mouvement de nos mains quand nous travaillons, leur automatisme est à peu près celui de la respiration normale. Il en est de même ordinairement de l'opération des sens. Nous voyons, nous entendons, nous sentons sans le moindre effort de notre volonté, à moins que quelque motif spécial nous pousse à l'exercer. Nous concentrons notre esprit sur la vue lorsque nous tâchons de voir de suite un objet indistinct ou éloigné ; nous le concentrons sur l'ouïe quand nous écoutons un bruit faible ou ardemment attendu. Si une pareille concentration tient en éveil un de nos sens, ce dernier finit par devenir d'autant plus naturellement impressionnable qu'il a été exceptionnellement exercé. C'est ainsi que chez les sauvages, chez les voyageurs, chez ceux qui se sont fixés dans un pays inculte et dangereux, les sens de la vue et de l'ouïe sont bien plus développés que chez ceux qui vivent dans un pays civilisé. Les sens du toucher et de l'ouïe deviennent d'une finesse exquise chez l'aveugle. Un aveugle entendra parfois des sons qu'une oreille ordinaire ne peut pas entendre, et il reconnaîtra par le toucher des objets avec autant de sûreté que peuvent le faire la plupart des gens avec leurs yeux. Il semble que, chez certains aveugles, à la suite de cette concentration, puisse se développer un sens de l'espace. Entrent-ils dans une salle, ils sont capables de dire s'il y a peu ou beaucoup de personnes présentes ; ils peuvent deviner avec une grande exactitude la grandeur et la forme d'une pièce close, et ils ont la curieuse faculté de savoir éviter les obstacles, tels que les meubles qui peuvent se trouver sur leurs pas [1]. Les sourds ont souvent le sens de la vue déve-

---

[1] La plupart des gens ont probablement remarqué qu'il suffit de fermer les yeux pour que l'ouïe et le toucher arrivent momentanément à un haut degré d'acuité. Par la concentration de l'esprit, un sens peut atteindre un grand développement ; c'est ce que l'on voit chez les dégustateurs de thé et de vin et chez ceux qui font le commerce de la soie grège, qui, par le toucher, sont capables de porter un jugement infaillible sur sa qualité.

loppé à un point extrême. Par la seule concentration de cette faculté ils sont capables, comme nous le savons, de suivre un orateur en observant sa physionomie et le mouvement de ses lèvres. Le sens du toucher devient aussi chez eux très délicat, et, à l'occasion, ils peuvent éprouver les jouissances de la musique en percevant les vibrations de l'air mis en mouvement par le son.

La concentration de l'esprit sur nos actes intellectuels ou physiques n'est généralement possible qu'à l'état de veille ou dans les moments lucides. Si le cerveau est fatigué, cette concentration est impossible. Voilà pourquoi, pendant le sommeil, conséquence naturelle d'une telle fatigue, nous perdons généralement la conscience et nous n'exerçons que les fonctions agissant automatiquement. Quand nous rêvons, la conscience est un peu plus éveillée, et il peut alors se faire que nous soyons capables de quelque raisonnement ou de certaines impressions sans l'intervention de nos sens. Mais dans le rêve ordinaire il y a absence de concentration des idées sur l'acte qui doit être accompli ou le but qui doit être atteint. Quand le dormeur en arrive à cet effort de l'esprit, il passe au-delà du rêve et entre dans le somnambulisme.

Le somnambule n'a jamais cette demi-conscience de son état et du peu de fondement des idées fournies par l'imagination, que l'on rencontre parfois chez le rêveur; — tandis que le dormeur sait qu'il dort, et s'efforce de prolonger sa vision si elle est agréable, ou de la repousser si elle est pénible. Dans le somnambulisme la volonté ne peut pas s'exercer ainsi [1], car toutes les pensées doivent paraître des réalités. L'imagination est, comme je l'ai dit, concentrée sur un objet, et cela d'une façon si complète que les actes sont effectivement exécutés comme s'ils étaient sous la direction entière du pouvoir de la volonté. Mais il est facile à l'observateur de reconnaître à la physionomie et à l'attitude du somnambule que les facultés de juger et de discerner sont absentes.

Le somnambule peut accomplir, avec une aisance parfaite, des actes d'une difficulté extraordinaire, impossibles pour lui à l'état de veille, à moins qu'un puissant motif ou une forte impulsion ne tienne l'esprit fortement concentré. Les personnes qui sont dans cet état peuvent marcher sur les bords d'un précipice, grimper sur des hauteurs dangereuses, sortir d'une maison en s'échappant par la fenêtre d'un étage élevé. On rapporte de nombreux exemples relatifs à cette faculté des somnambules ; je me contenterai d'en citer deux ou trois. Le Dr Paul Garnier [2] parle d'un malade, aide-dentiste, faible du corps et malade de l'esprit, qui tombait fréquemment en somnambulisme. Dans une de ses attaques, il s'échappa de la cour de l'Hôtel-Dieu, où il suivait un traitement, en passant par la fenêtre, et, quoiqu'il fût bien loin d'être un athlète, il se promena à l'aise et sans peur

---

[1] Il n'est pas douteux que cela n'est possible chez le rêveur que lorsqu'il est sur le point de se réveiller.

[2] *Somnambulisme devant les tribunaux.* Paris, 1888.

le long du parapet de la façade, chose qu'un gymnaste entraîné pourrait à peine exécuter. Il se réveilla pendant cette dangereuse promenade, et on le délivra au moyen d'une échelle. Avec le retour de la conscience survint la raison et il comprit toute l'horreur de sa position. Pendant qu'il obéissait aveuglément à son impulsion il avait agi automatiquement, et la peur, qui est le produit de la réflexion et de l'association des idées [1], ne pouvait pas exister pour lui.

Un de mes malades, jeune homme de vingt ans, qui n'avait pas habituellement des accès de somnambulisme, mais était sujet à des cauchemars provenant d'une dyspepsie chronique, rêva, couché une nuit dans un hôtel, qu'il était enfermé dans un cachot d'où il fallait qu'il s'échappât. Du rêve il passa sans doute au somnambulisme, car sur cette influence il brisa le lit de fer — tour de force qu'à l'état de veille il n'aurait assurément pas accompli — et déchira les draps de lit. Son étonnement fut grand quand il se réveilla le matin au milieu de toutes ces ruines qui étaient son œuvre. Il se rappela le rêve, mais n'eut aucun souvenir des faits qui en avaient été la conséquence.

Lorsque le rêve passe à l'état de somnambulisme, il peut en résulter des choses tragiques. Le Dr G. Tourdes [2]

[1] Article *Sommeil* dans le *Dictionnaire encyclopédique des Sciences médicales*.

[2] Ni l'une ni l'autre n'existe chez les enfants. Voilà pourquoi ils attrapperont la flamme d'une chandelle ou la pointe d'un instrument si on les leur présente; pour la même raison, les jeunes enfants s'exposent sans crainte à de graves dangers.

rapporte qu'un homme dormant à côté de sa femme rêva que cette dernière était un voleur qu'il fallait tuer. Conformément à cette idée, il tenta de l'étouffer avec un oreiller, et ce fut avec la plus grande difficulté qu'elle parvint à le réveiller et à sauver ainsi sa vie.

En 1843, un jeune homme passa en jugement pour attentat de meurtre sur un hôtelier de Lyon[1]. Il était arrivé pendant la nuit dans l'hôtel où une chambre lui fut donnée. Au milieu de la nuit on entend des cris perçants sortant de cette chambre ; l'hôte accourt pour voir ce qui se passe, et le jeune homme se précipite sur lui et le blesse sérieusement. Il fut établi qu'il était somnambule et qu'il avait voulu défendre les voyageurs occupant la chambre voisine parce qu'il avait rêvé que l'aubergiste voulait les tuer. Il fut acquitté. Dans leur *Médecine du palais* les Drs Guy et Ferrier citent aussi un cas de somnambulisme. Deux hommes se trouvant dans un endroit infesté de voleurs s'entendirent pour que l'un veillât pendant que l'autre dormirait. Mais le veilleur, succombant au sommeil, rêva qu'il était poursuivi et frappa son compagnon au cœur.

Nous avons de nombreux exemples de travaux intellectuels accomplis pendant le somnambulisme. Le professeur Wœhner, de Gœttingen, après avoir inutilement essayé pendant plusieurs jours d'écrire une pièce de vers, la composa très bien dans un accès de somnan-

<hr>

[1] *Dictionnaire encyclopédique des Sciences médicales*, article *Somnambulisme*, par les Drs BALL et CHAMBAUD.

bulisme ; ce qui s'explique par l'état d'entraînement dans lequel avaient mis son esprit les efforts inutiles qu'il avait faits auparavant[1].

Un cas évident de somnambulisme est celui de ce clergyman que son épouse vit se lever pendant qu'il dormait, aller à sa table de travail et écrire rapidement pendant quelques minutes. Cela fait, il s'en revint au lit et dormit jusqu'au matin. A son réveil il dit à sa femme qu'il avait rêvé qu'il travaillait à une argumentation pour un sermon dont il ne se rappelait pas maintenant un seul mot. Elle le mena devant sa table de travail et lui montra le papier écrit, sur lequel il trouva l'argumentation qu'il avait faite de la manière la plus satisfaisante.

Il est rare cependant que les problèmes, poèmes, etc., écrits dans cet état aient quelque valeur. Il peut arriver que le commencement soit bon, mais le plus souvent on finit par n'y trouver aucun sens, parce que probablement la concentration de l'esprit a été distraite par quelque idée nouvelle n'ayant aucun rapport avec les premières.

Le somnambulisme *habituel* peut être naturel, c'est-à-dire qu'il peut exister en dehors de toute espèce de maladie ; il faut dire cependant qu'il est rare de le rencontrer chez les individus sains de corps et d'esprit.

---

[1] *Dictionnaire encyclopédique*, même article que ci-dessus.
Le fragment poétique de Coleridge, *Kubla Khan*, fut probablement composé pendant le rêve, mais non pas en état de somnambulisme parce qu'au réveil, il se souvint de l'avoir écrit.

On le rencontre assez souvent chez les enfants délicats ou nerveux, et chez les sujets jeunes ; mais si, avec les années, l'esprit et le corps se fortifient, cette tendance décroît et finit par disparaître. Le somnambulisme *accidentel* survient à la suite d'une indisposition ou d'une fatigue intellectuelle chez des personnes dont la santé peut être parfaite, et l'intelligence très grande. Quand cet état est habituel ou fréquent, on peut dire qu'il y a deux vies chez le somnambule, l'une presque distincte de l'autre, et qu'il a deux mémoires n'ayant entre elles aucune corrélation. La mémoire, telle que nous la comprenons généralement, est endormie pendant l'accès de somnambulisme. Le dormeur ne se rappelle rien de ce qui s'est passé pendant les heures de veille, et quand il se réveille, il n'a plus le souvenir de ce qu'il a fait dans l'état somnambulique. Toutefois, à l'accès suivant, le souvenir reparaît.

L'effet du somnambulisme naturel ou accidentel sur la santé est rien moins qu'avantageux. Une crise est généralement suivie d'un sentiment de fatigue et de malaise qui finit par épuiser le sujet. L'esprit ne profite pas de sa faculté de concentration pour la diriger dans un sens favorable ; il oblige au contraire le dormeur à un effort physique et intellectuel qui le met dans un état de délabrement considérable. Mais, quand cette condition morale est produite artificiellement comme dans l'hypnotisme, nous pouvons la mettre à profit pour l'usage thérapeutique, et combler ainsi une lacune que tout autre mode de traitement ne pourrait combler. Le Dr Bernheim regarde le sommeil hypnotique comme analogue à l'état naturel avec cette différence importante que, dans le sommeil naturel, le sujet n'est en relation qu'avec lui-même, tandis que, dans l'état artificiel, il est en relation avec l'opérateur qui alors est capable de diriger ses pensées comme il veut. Ce qui prouve que le sommeil hypnotique ressemble au sommeil naturel, c'est que, dans certains cas, on peut passer de l'un à l'autre. Le Dr Van Eeden m'a raconté l'histoire d'un de ses malades, un gentleman, qui, fatigué d'attendre et accablé par la chaleur, s'endormit dans la salle d'attente. Le docteur vint, et, le voyant endormi, lui dit : « Ne vous réveillez pas et venez avec moi dans le cabinet de consultation. » Le gentleman se leva, et on l'aida à faire ce qui lui avait été ordonné. La séance terminée, on le remit dans la même situation qu'il avait tout à l'heure, et on lui laissa finir son sommeil. Bientôt, il se réveilla, s'excusa auprès des autres malades d'avoir dormi, et exprima sa surprise que son tour ne fût pas encore venu d'aller voir le docteur. Grand fut son étonnement quand il sut que la séance avait eu lieu, et s'était terminée sans qu'il en eût connaissance. Le Dr Maury[1], qu'on n'accusera pas d'être facile à influencer, cite quelques exemples, et entre autres il raconte qu'étant assis à côté du feu, après dîner, il s'endormit et entendit, comme dans un rêve, les paroles prononcées

---

[1] *Le sommeil et les rêves*, Paris, 1865, p. 429.

par sa femme et ses amis ; quand il sortit de cette espèce de torpeur, l'enchaînement des pensées se poursuivit comme dans le rêve, et ses actes furent en rapport avec les suggestions qui lui avaient été faites [1]. Chez une personne bien fatiguée, il est souvent possible d'obtenir une réponse à la question qu'on lui murmure à l'oreille sans la réveiller. Le Dr Hack Tuke et M. Braid en donnent plusieurs exemples dans leurs écrits.

Braid raconte l'histoire d'un officier de marine sur qui l'on s'amusait à faire des plaisanteries. Les idées qu'on lui avait suggérées pendant le sommeil, il les retenait et les exécutait. Une fois qu'il était couché dans sa chambre, on lui dit que son vaisseau était au combat et que tous ses hommes étaient autour de lui pour se battre. Son visage prit immédiatement l'expression d'une excitation belliqueuse, et il se mit à brandir une épée imaginaire. Ses amis lui donnent les détails du combat, lui disent que la bataille menace de tourner contre eux, et que ses meilleurs compagnons vont succomber ; l'expression change alors et dénote la terreur. Enfin, quand il apprend que tous ses amis sont tués, et que la déroute est complète, il saute de sa place et s'enfuit avec l'aspect de la frayeur. Moi-même, j'ai profité du

---

[1] Il raconte qu'un jour, étant assis dans un fauteuil, il sommeillait pendant que sa femme lui parlait. Il se rappela les paroles qui l'avaient réveillé, mais il ne put pas dire si c'était lui ou sa femme qui les avait prononcées. Il ajoute ceci : « Combien d'actes et d'idées nous sont journellement suggérés par d'autres, et que nous accomplissons croyant qu'ils viennent de nous. »

moment où, fatiguées de longues heures de veille, les nourrices tombaient de sommeil pour obtenir d'elles des réponses aux questions que je leur posais. Des exemples de pareilles réponses automatiques sont certainement familiers à un grand nombre de personnes. D'un autre côté, les malades qui sont dans le sommeil hypnotique passent quelquefois dans un état de sommeil naturel, quand ils ne sont plus en relation avec l'opérateur, et ils suivent alors les idées que leur suggère leur rêve, à eux.

De même que dans le somnambulisme naturel, une personne peut faire des choses dont elle est incapable dans d'autres moments ; il peut arriver aussi que, dans le somnambulisme artificiel, on se surpasse soi-même. Le Dr Beaunis a recherché, avec le dynanomètre, quel pouvait être le degré de force musculaire, et il a trouvé une augmentation considérable chez les sujets à qui cette augmentation était suggérée dans l'état hypnotique ; on peut, de la même manière, dans beaucoup de cas, augmenter la force du poignet d'un malade affaibli. Cette expérience fait comprendre le bénéfice que peut en retirer la thérapeutique.

Le Dr Grazzini de Florence a bien voulu m'envoyer quelques copies de dessins faits à l'état de somnambulisme hypnotique par un homme sans instruction, qui, dans les moments de veille, savait à peine se servir du pinceau. Ces copies sont parfaites et très ressemblantes, et cependant cet homme eût été incapable de composer lui-même un dessin. Chez lui, la faculté d'imitation avait été renforcée dans l'état hypnotique ; en même temps qu'il concentrait toute son attention sur les figures, il prenait une peine infinie à les reproduire. J'ai fréquemment dit à des somnambules qu'à leur réveil ils pourraient écrire telle ou telle phrase de la main gauche, et invariablement j'ai trouvé qu'ils s'acquittaient très bien de leur tâche, et cependant, avant l'opération, la plupart de ces sujets déclaraient lachose impossible, et s'avouaient incapables de faire une lettre intelligible. Cela prouve que, chez les enfants gauchers, pareille pratique pourrait être utilement employée.

Il n'y a pas de doute qu'en pareille circonstance un artiste donnerait à son dessin le coup de crayon habituel, et qu'un musicien, à qui l'on demanderait de jouer, exécuterait l'air qui lui serait familier. Quelle que soit la disposition naturelle d'un homme, on peut la réveiller dans l'état de profond hypnotisme, et nous verrons que dans ces conditions la *suggestion* a le pouvoir de modifier même les vieilles habitudes et les vices profondément enracinés [1].

[1] La suggestion, fréquemment répétée et faite avec confiance, a ce qu'on pourrait appeler une action cumulative et que le professeur Delbœuf a exprimé sous forme de formule mathématique. Cela se voit même à l'état de veille, et c'est ce que savent très bien mettre à profit les fabricants d'annonces. A force de publier partout que le savon Johnson est le meilleur, cela devient un axiome, et nous sommes enclins à le considérer comme une vérité. Il en est de même pour Georges IV. A force de raconter qu'il avait assisté à la bataille de Waterloo, il finit par croire que réellement il avait pris une part active à cette bataille.

CHAPITRE IV

Le Dr Liébeault de Nancy. — Description de son traitement. — Système dégagé du mysticisme, — Suggestion
curative. — Explication des phénomènes. — Définition
de l'hypnotisme. — Le sommeil absolu ou l'inconscience ne
sont pas nécessaires pour le traitement curatif. — Théorie
du professeur Charcot repoussée par l'École de Nancy. —
Proportion des personnes hypnotisables et degrés de l'influence hypnotique. — Les phénomènes de somnambulisme n'appartiennent pas à la thérapeutique psychique.

Je crois avoir suffisamment montré dans les chapitres
précédents que le système du Dr Liébeault est le résultat
de la collection et de la classification d'un grand nombre
de faits isolés autrefois négligés ou incompris. Il est hors
de doute que des cures ont été et sont encore obtenues par
des moyens relevant de la foi, de l'imagination, etc.,
par les reliques et des objets ensorcelés. L'explication de
ces cures n'a rien de surnaturel. Elles procèdent toutes
de la même cause et de la même voie. En première ligne
nous devons placer le désir très violent qu'a le malade
d'obtenir la guérison, et en deuxième ligne sa ferme
croyance dans l'efficacité des moyens employés. Ajoutez
à cela un milieu sympathique et impressionnable. Le côté

du cerveau correspondant au raisonnement et au jugement ne fonctionne plus, tandis que celui dans lequel résident l'émotion et l'instinct entre en mouvement, et suivant que ce dernier prédomine, le succès du traitement est plus accentué. L'École de Nancy obtient dans les cas appropriés à la méthode d'aussi bons résultats qu'il est possible d'espérer, basés sur des principes scientifiques et des lois connues.

Pour être mieux compris, relatons brièvement la méthode de traitement employée à Nancy et la théorie sur laquelle repose cette méthode.

Si celui qui va visiter la clinique du Dr Liébeault est un de ceux qui mesurent les résultats à l'impression des moyens employés, il sera sûrement désappointé de trouver que ni l'opérateur, ni les malades, ni l'intérieur n'offrent rien d'extraordinaire. Les appartements sont modestes et laissent même à désirer. Les malades sont pour la plupart des gens du peuple appartenant surtout à la classe des artisans et des ouvriers. Le docteur lui-même, tout en prenant chaque observation avec bonté et bienveillance, n'en impose nullement; il produit un un effet singulier qui laisse à peine quelque impression soit sur les personnes qui l'entourent et avec lesquelles il cause habituellement sur toute sorte de sujets, soit sur les malades qu'il reçoit.

Le malade qui vient le trouver est d'abord prié de

s'asseoir et d'assister à la séance. Cela lui inspire confiance et met en éveil cette faculté d'imitation qui est si vive chez l'enfant et dont il reste toujours quelque chose à un âge plus avancé. Quand arrive son tour, on le fait asseoir dans un fauteuil, et on l'invite à isoler son esprit autant que possible, à ne penser à rien du tout, et à fixer les yeux et l'attention sur un objet spécial, lequel est presque toujours la face ou la main de l'opérateur ou bien encore une marque sur le plafond ou le tapis. C'est alors que lui sont suggérés peu à peu les phénomènes qui accompagnent le commencement du sommeil naturel : « Votre vue devient trouble et indistincte ; les paupières deviennent lourdes ; les membres s'engourdissent ; ma voix vous paraît sourde ; le sommeil devient plus profond ; vous ne pouvez plus lever les yeux. » En ce moment les yeux se ferment d'eux-mêmes ou sous la main de l'opérateur, et alors le plus souvent le sujet est réellement endormi.

La première fois l'effet hypnotique s'obtient ainsi généralement au bout de deux minutes ; aux visites suivantes il faut moins de temps.

Le malade étant plus ou moins influencé, le Dr Liébeault en arrive au traitement qui lui est propre. Il dirige l'attention du malade sur le point affecté, et suggère l'amélioration ou la disparition de l'état morbide et des symptômes concomitants. Pour prendre un cas très simple, supposons que l'on ait affaire à une céphalalgie nerveuse chronique. Des frictions douces sont faites sur le point douloureux, tout en attirant l'attention du malade de ce côté, en lui disant que la douleur va disparaître, qu'il se réveillera avec une sensation de fraîcheur et de bien-être à la tête, et que l'affection ne reparaîtra pas. Dans la plupart des cas, cette manière de procéder ne dure pas plus de cinq minutes, au bout desquelles le Dr Liébeault termine la séance en réveillant le malade ; pour cela il lui dit d'ouvrir les yeux et de se réveiller. C'est généralement suffisant. Celui-ci se réveille comme d'un sommeil ordinaire et il est prié de laisser le fauteuil au suivant. Si on lui demande ce qu'il éprouve, il répond généralement qu'il se trouve mieux et très souvent que la douleur n'existe plus. Il a complètement repris possession de lui-même et il peut quitter le cabinet pour se remettre à ses occupations habituelles. Il y a si longtemps que ce système est connu à Nancy, que les gens de l'endroit n'y voient rien de remarquable ; une personne malade consulte le Dr Liébeault comme tout autre docteur, avec l'idée toute naturelle que le traitement lui fera du bien. Ces gens-là ne se laissent pas troubler par des théories métaphysiques ; il leur suffit de savoir que d'autres ont été guéris de la même maladie, et ils comptent bien être, eux aussi, débarrassés en peu de jours.

Si le sommeil hypnotique a été profond, il peut être nécessaire de répéter pendant deux ou trois fois l'ordre de se réveiller, et même de renforcer cet ordre en secouant le malade ou bien en lui soufflant légèrement sur les yeux ; mais une simple injonction est presque toujours suffisante.

Il n'y a certainement rien de mystérieux dans tout cela, et le Dr Liébeault semble prendre plaisir à rendre son mode de traitement très clair pour les visiteurs, et à donner l'explication de tout ce qu'il fait. Il engage le malade à fixer son attention sur un certain point afin de forcer l'accommodation des yeux , et de fatiguer la vue. Cet effort d'accommodation entraîne la dilatation de la pupille et le trouble de la vision. Le sentiment de pesanteur dans les paupières résulte de la fatigue que le malade éprouve à les tenir ouvertes, de telle sorte que, lorsqu'on lui dit que les yeux sont fatigués et que la vue s'obscurcit, ce n'est point une simple conjecture, c'est une affirmation qui se trouve fondée sur une donnée physiologique. La fatigue des yeux pousse naturellement le malade à les fermer; cet acte évoque l'association des idées relatives à la fatigue et à la confusion de la vue. Cette association pousse au sommeil, et comme l'esprit se trouve dégagé de toutes pensées capables de le distraire, et le système nerveux à l'abri de toute excitation extérieure, ce sommeil arrive très rapidement, favorisé d'ailleurs par la parole monotone de l'opérateur qui le suggère. On s'endort dans ces conditions, comme on s'endort en lisant un livre ennuyeux, ou en entendant un discours peu brillant. Voici ce que dit le Dr Maury [1] dans son fameux livre sur le sommeil et les rêves : « Il sera d'autant plus facile de diriger les pensées vers un courant donné, que l'esprit sera moins occupé par des idées. Si rien ne réclame notre observation ou ne tient éveillée notre attention, le système cérébrospinal, en l'absence de cette douce stimulation dont il a besoin, tombe dans un

[1] *Le sommeil et les rêves.* Paris, 1865.

état de demi-torpeur, inséparable de l'atonie du système nerveux. »

Dans sa physiologie, au chapitre sur le sommeil, Carpenter fait mention de diverses conditions qui sont favorables ; ces conditions sont le désir d'abord, l'attente ensuite. Nous savons par expérience que, si nous restons couchés à un certain endroit, le sommeil viendra. La faculté d'imitation aide à le provoquer ; quand nous voyons d'autres individus qui sommeillent, nous sommes naturellement enclins à suivre leur exemple, et, la nuit, l'idée que tous ceux qui sont autour de nous dorment nous dispose à faire la même chose. Si l'on nous parle du sommeil, nous sommes portés à la somnolence, comme nous sommes portés à la faim si on nous parle de nourriture. Un son monotone comme la voix lente d'un orateur ou le bruit léger des vagues contre le rivage nous pousse à l'assoupissement. On voit donc que la méthode que j'ai décrite repose entièrement sur des règles naturelles. Cette méthode n'est pas infaillible; il peut nous arriver de ne pas pouvoir obtenir le sommeil naturel, ou bien de le repousser si nous voulons rester éveillés. Si un malade veut résister à l'influence du sommeil, il peut le faire soit en refusant de concentrer ses pensées, soit en déterminant un malaise physique, en se plaçant par exemple dans une position désagréable. Une forte émotion, telle que la colère ou la peur, empêchera le sommeil hypnotique. Il en est de même pour une forte douleur, la faim, la soif et en général toute chose qui préoccupe l'esprit ou agite le système nerveux. Les idiosyncrasies constitutionnelles contrarient le sommeil hypnotique comme elles contrarient le sommeil naturel. Celui qui dort naturellement d'un sommeil inquiet aura un sommeil inquiet, et celui qui communément s'endort aussitôt que sa tête a touché l'oreiller succombera facilement à l'influence hypnotique. La puissance avec laquelle une personne est influencée varie suivant son état mental et physique. Si elle est d'un tempérament inconstant et étourdi, il peut lui être impossible de fixer son attention, même pendant les quelques minutes qui sont nécessaires, et aucun effet ne se produit, à moins qu'elle ne soit portée à prendre tout cela pour une plaisanterie, et qu'il en survienne une irritation de la part du docteur. Mais dans les cas ordinaires un certain effet est toujours produit : si ce n'est pas à la première visite, c'est aux suivantes. Cet effet varie suivant les malades. Quelques-uns n'éprouvent qu'un sentiment de pesanteur ou de torpeur, avec une difficulté d'ouvrir les yeux, tandis que d'autres tombent dans un sommeil plus ou moins profond ou dans un état de somnambulisme.

Le Dr Liébeault divise le sommeil en six degrés différents ; mais c'est là une division purement arbitraire et faite pour la commodité de la classification, car en réalité les degrés sont insensibles de l'un à l'autre. Ils peuvent être résumés de la sorte : 1° sommeil léger ; 2° sommeil profond ; 3° somnambulisme.

Le premier et le second degré ressemblent tout-à-fait au sommeil ordinaire et sont ses analogues, mais le troisième est *sui generis* et demande quelques explications que nous donnerons plus loin. Quoique l'analogue du sommeil naturel, un fait important prouve que les conditions ne sont pas identiques. Si l'on parle à un dormeur ordinaire, il est généralement réveillé par l'effet stimulant du son envoyé à son cerveau par l'intermédiaire du nerf auditif, mais on peut parler, sans qu'elle se dérange, à une personne qui se trouve dans l'état hypnotique : cela lui produit au contraire l'effet d'une caresse. Elle est, en effet, en rapport avec le monde extérieur, mais seulement dans une certaine mesure, tandis que dans le sommeil naturel on n'est en rapport qu'avec sa propre conscience.

C'est sur cette différence que repose la possibilité d'appliquer une suggestion curative.

Carpenter (*op. cit.*) dit que l'occlusion complète des yeux rend les autres sens plus fins. Nous avons vu, en effet, que l'inactivité d'un sens est presque toujours compensée par la sensibilité plus grande des autres. Dans l'état hypnotique tous les sens sont plus ou moins engourdis ou absents jusqu'à ce qu'ils soient appelés à fonctionner par l'opérateur. Les physiologistes supposent que les centres nerveux, lorsqu'ils entrent en activité, déchargent continuellement leur énergie dans tous les points de l'économie conformément à l'impression stimulante reçue par les sens, mais que dans le sommeil la force nerveuse s'accumule dans les cellules cérébrales par suite de l'inactivité que l'on provoque. Le sommeil naturel est une conséquence de la fatigue et du presque

entier épuisement de l'énergie nerveuse: Pendant le sommeil une nouvelle quantité d'énergie nerveuse est emma-
gasinée; s'il continue, cette quantité va en augmentant
jusqu'à ce qu'elle ait atteint son maximum. Arrivé à ce
point, le dormeur, s'il est sain de corps et d'esprit, se
réveillera naturellement et n'éprouvera plus le besoin
de dormir. Mais, comme l'état hypnotique peut être
obtenu à tout moment dans les vingt-quatre heures, et
que bien auparavant aucune dépense appréciable n'a
été faite de la quantité d'énergie nerveuse accumulée
pendant le précédent sommeil, il s'ensuit que pendant
le sommeil artificiel il peut se faire une grande accumulation et même un excès de force nerveuse. Le
médecin peut alors à son gré concentrer et diriger
l'esprit du malade en utilisant cette force nerveuse, dont
l'influence sur les organes sera bien plus puissante
qu'elle ne l'est à la suite d'une impression nerveuse
ordinaire. Ce fait explique pourquoi la congestion se
produit sur un point donné (allusion au chapitre v); il
explique aussi la sensation de chaleur que l'on obtient
souvent là où l'attention est dirigée, et en même temps
on comprend comment guérissent ainsi certaines para-
lysies de date ancienne.

Nous pouvons supposer en pareil cas, et cette sup-
position est bien physiologique, que les courants nerveux sont ordinairement contenus par l'impulsion qu'ils
reçoivent du cerveau, mais l'accumulation et la concentration de la force nerveuse produit une impulsion
extraordinaire qui surmonte l'obstacle et le renverse,
telle une digue, qui résiste facilement à des courants

ordinaires, finit par se rompre sous le choc de l'eau accumulée qui brise le réservoir.

Bernheim définit l'hypnotisme comme étant *la production d'une condition psychique dans laquelle la faculté de recevoir les impressions par la suggestion est considérablement augmentée.* Cette définition n'est vraie qu'à moitié, car il n'y a pas seulement augmentation dans la réceptivité, mais aussi dans le pouvoir d'exécuter la suggestion. Les suggestions ont toute la force d'un ordre ; pour obéir, le sujet met tous ses nerfs en mouvement. Si on lui dit de mouvoir un membre paralysé, ou de parler après que la voix est perdue depuis des mois, on peut voir quel effort intense il déploie pour exécuter l'ordre donné. A la suite d'un tel effort un bègue arrive à parler couramment, et un sourd finit par entendre un simple chuchotement. Pour exprimer la cause de ces effets, le mot *suggestion*, en anglais du moins, est beaucoup trop faible et même quelque peu erroné.

Il ne faudrait pas croire que la suggestion est d'autant plus forte que le sommeil est profond. Dans le cas de surdité rapporté plus haut, l'effet hypnotique était extrêmement léger, et, d'un autre côté, j'ai entendu une personne dans l'état de somnambulisme parfait, discuter avec l'opérateur sur l'exactitude de ses affirmations. Quand on pratique la suggestion, il suffit de savoir que le sujet est dans un état de réceptivité exagérée pour les idées que lui suggère l'opérateur, et qu'il ne peut pas recevoir d'autres impressions. Dans ces conditions, il importe peu, au point de vue thérapeutique, que le sommeil soit léger, profond ou somnambulique. Il résulte de ma propre expérience et de celle de tous les observateurs que j'ai connus que le malade s'est surtout bien trouvé du traitement quand il a conservé sa conscience et que même il déclare n'avoir éprouvé aucune influence hypnotique[1].

Il n'y a perte de conscience que dans les degrés avancés du sommeil profond, et même alors le souvenir de tout ce qui s'est passé pendant le sommeil persiste quelquefois au réveil. Les questions que l'on pose à un sujet plongé dans le sommeil profond sont généralement suivies d'une réponse, à moins qu'elles ne soient faites trop brusquement, lorsqu'il est facile à réveiller, ou avec trop de douceur, quand il est lent à répondre. Un sujet profondément endormi n'aime pas à être troublé et ne veut pas surtout exercer les facultés de la réflexion. Néanmoins, s'il est questionné sur sa maladie, il donnera des réponses très exactes sur les-

---

[1] Je soigne un monsieur dont le système nerveux présente diverses particularités morbides, et qui prétend toujours n'avoir pas dormi; il affirme qu'il n'a pas cessé d'avoir conscience de tout ce qui se passait autour de lui. Et cependant, si, lorsqu'il dort, je lui mets dans la main un petit objet quelconque, un coupe-papier, par exemple, et que je lui dise de le tenir fermé, il obéit très bien et, à son réveil, il est tout étonné de se voir avec le coupe-papier à la main.

quelles le médecin peut établir le diagnostic et le traitement.

Bernheim semble accepter la théorie d'Herbert Spencer [1] et d'un grand nombre de psychologues, d'après laquelle le cerveau aurait une double action nerveuse : l'une automatique et instinctive, l'autre provenant de la raison, de la volonté et de la réflexion. L'hypnotisme, en supprimant la dernière fonction (le *moi* de quelques psychologues), laisse pleine liberté à la première. Il s'ensuit que, si chez le malade celle-ci prédomine, c'est-à-dire *le moi*, les impressions extérieures ont moins de prise sur lui, et il obéit moins à l'impulsion que celui chez qui prévaut l'action nerveuse automatique. On est d'autant plus susceptible de subir les impressions du monde extérieur et, partant, un traitement suggestif, que l'on agit sous l'influence de l'impulsion plutôt que sous celle de la raison.

Ceci nous amène à cette question : Quels sont les meilleurs sujets pour le traitement, et dans quelles limites est-il applicable à la masse du genre humain ?

Le professeur Charcot soutient que les sujets hystériques seuls peuvent en bénéficier. Il divise le sommeil hypnotique en trois degrés bien distincts : 1° léthargique ; 2° cataleptique ; 3° somnambulique ; et il prétend

---

[1] Celui qui, obéissant à ses instincts, frappe instantanément l'homme qui l'a insulté (acte purement automatique), sera un meilleur sujet pour l'hypnotisme que celui qui, de propos délibéré, fait appel à la police et réclame des dommages.

que ces degrés se suivent d'une façon régulière, et que l'un ou l'autre peut être produit suivant la volonté de l'opérateur[1].

Les Drs Liébeault, Bernheim, Beaunis et tous ceux de l'école de Nancy nient l'existence de ces trois degrés. Ils ont expérimenté sur un grand nombre de malades, et ils affirment qu'ils n'ont jamais pu réussir chez eux rien de semblable. Ils estiment, en effet, que le professeur Charcot a introduit à la Salpêtrière une nouvelle condition hystérique, et que c'est là une chose particulière à cet hôpital, que chaque nouvel arrivant s'empresse d'accepter. Ce qui prouve l'exactitude de leur assertion, c'est que, lorsque dans leur pratique à Nancy ils expliquent devant leurs malades hystériques les effets produits par Charcot, les trois degrés qu'ils n'avaient jamais obtenus se manifestent. Bernheim a

[1] Il obtient l'état léthargique en faisant fixer au malade un point quelconque, ou bien en lui pressant doucement les paupières. Cet état ressemble au sommeil profond naturel. On provoque le second degré en ouvrant les paupières du sujet; on peut obtenir alors la rigidité cataleptique dans un membre que l'on peut mettre dans n'importe quelle position. En outre, on peut évoquer des sensations correspondantes suivant la position donnée. Si, par exemple, le sujet est mis dans une attitude belliqueuse, sa physionomie prend une expression furieuse et déterminée; si on lui donne au contraire l'attitude de la prière, la physionomie est alors celle d'une personne dévote. En frictionnant légèrement le sommet de la tête, on peut produire le troisième degré, lequel arrive après le premier ou le second, et en ce moment il n'y a plus de catalepsie, mais d'autres phénomènes caractéristiques, dont les principaux sont une acuité anormale des sens et l'obéissance à la suggestion. Le lecteur sera certainement frappé du caractère artificiel de ces degrés.

bien raison de dire: « Méfiez-vous de la suggestion ; » et un médecin anglais parlait aussi bien sagement quand il disait : « Si vous ne faites pas attention, vous trouverez ce que vous cherchez [1]. » C'est ainsi que Charcot est entré en campagne armé d'une théorie qu'il semble incapable d'abandonner. Lorsqu'un de ses élèves se trouve en présence d'un solide marin ou d'un robuste soldat plongé dans le sommeil hypnotique profond, demandez-lui si le sujet est hystérique : il vous répondra que les apparences sont trompeuses et que la pratique hypnotique a développé chez lui un état latent d'hystérie ou quelque chose d'analogue [2]. Les découvertes qu'il

[1] Braid était dans l'erreur quand il supposait que, pour produire des effets phrénologiques, il suffisait de toucher les bosses correspondantes. Si, par exemple, il touchait la bosse qui présidait à la *destruction*, immédiatement le sujet se mettait à frapper et à détruire tout ce qui se trouvait à sa portée ; touchait-il, au contraire, celle qui correspondait à la *générosité*, il donnait sa montre, sa bourse, etc., à n'importe qui. La raison de tout cela c'est que la vue (alors que les paupières sont fermées), l'ouïe et tous les sens sont chez le somnambule dans un état d'acuité anormale, et il suffit du moindre indice dans la physionomie, dans la voix ou le toucher pour que la réponse soit conforme à ce que l'on attend.

[2] La méthode fantaisiste dont se sert Charcot pour produire l'état hypnotique peut donner lieu à des résultats inattendus. Il y a des sujets fortement entraînés qui tombent dans l'état cataleptique lorsqu'une vive lumière est subitement dirigée sur leurs yeux. La preuve flagrante de ce fait vient d'avoir lieu tout récemment chez une malade hystérique. S'étant glissée furtivement dans une chambre, elle était arrivée jusqu'à une commode, et avait sa main sur une photographie qu'elle voulait emporter, lorsqu'elle resta tout d'un coup immobile, sans mouvement par suite d'un rayon de lumière qui avait frappé ses yeux ; elle resta ainsi jusqu'à ce qu'on l'eut découverte (*Revue de l'hypnotisme*, octobre 1889.) Je n'ai jamais entendu dire qu'avec la méthode de Nancy on ait produit un pareil état hypnotique si involontaire et si spontané.

a faites en physiologie et en pathologie ont valu au professeur Charcot une réputation universelle dont il a le droit d'être fier ; mais l'attitude qu'il a prise vis-à-vis de l'hypnotisme n'est pas heureuse. En attachant une importance non méritée au *grand hypnotisme*, tel qu'il le constate sur ses sujets de la Salpêtrière, en dédaignant ce que ses élèves appellent le *petit hypnotisme*, en ne réservant ses études que pour les cas d'hystérie, il a retardé le progrès de l'hypnotisme raisonnable. Parmi le grand nombre de médecins ayant suivi les leçons de Charcot et que j'ai connus il n'y en a pas un qui n'ait considéré l'hypnotisme comme un amusement, et aucun ne l'a adopté pour le traitement des maladies ; par contre, tous ceux que j'ai connus ayant étudié le sujet aux cliniques de Nancy ont été entièrement convaincus de la valeur du traitement, et l'ont employé dans leur pratique [1]. A mon avis, le grand mérite du Dr Liébeault, c'est que, lorsqu'il traite un

---

[1] Je suis heureux de rapporter ici ce qui résulte de ma propre expérience. Il m'a été donné d'apprendre le traitement de Nancy à un nombre considérable de médecins, lesquels ne se sont pas contentés de me féliciter de ce qu'ils avaient vu, et ils ont prouvé leur satisfaction en essayant la méthode dans leur pratique. Les docteurs adoptent volontiers un traitement nouveau qu'on leur a prouvé être utile et capable de les aider à combattre des cas embarrassants, mais il faut que la chose leur soit présentée exempte de tout mysticisme et de toute exagération. L'enthousiasme que montre le Dr Liébeault appartient à son caractère et explique le grand charme qu'il apporte à la défense de l'hypnotisme ; mais, pour les adeptes, ce qui leur convient le mieux c'est la discrétion, et c'est bien ainsi qu'ils se conduisent.

malade, il n'a en vue que la guérison. Si les théories qu'il a déduites de ses observations (à moins d'être un simple empirique, on a toujours des théories) ne concordent pas à la fin avec les faits, ce ne sont pas les faits qu'il rejette, ainsi qu'il arrive souvent, mais les théories. On peut donc dire que l'École de Nancy est conforme à la pratique et à la thérapeutique, à l'encontre de celle de Charcot qui est théorique et expérimentale.

La table suivante, extraite du travail du professeur Beaunis, prouve combien on se trompe en croyant que les hystériques sont seuls influencés par ce mode de traitement.

Voici la statistique du Dr Liébeault (1014).

Non influencés........................	27
Somnolence..........................	33
Sommeil léger........................	100
Sommeil profond......................	460
Sommeil très profond.................	232
Somnambulisme léger.................	31
Somnambulisme profond..............	131
	1014

Le professeur Beaunis donne, comme suit, le pourcentage des différents degrés de l'hypnotisme suivant l'âge des sujets.

AGE	SOMNAMBULISME	SOMMEIL TRÈS PROFOND	SOMMEIL PROFOND	SOMMEIL LÉGER	SOMNOLENCE	NON INFLUENCÉS
Jusqu'à 7 ans	26,5	4,3	13	52,1	4,3	»
7 à 14 ans	55,3	7,6	23	13,8	»	»
14 à 21 —	25,2	5,7	44,8	5,7	8	10,3
21 à 28 —	13,2	5,1	36,7	18,3	17,3	9,1
28 à 35 —	22,6	5,9	34,5	17,8	13	5,9
35 à 42 —	10,5	11,5	35,2	28,2	5,8	8,2
42 à 49 —	21,6	4,7	29,2	22,6	9,4	12,2
49 à 56 —	7,3	14,7	35,2	27,9	10,2	4,4
56 à 63 —	7,2	8,6	37,6	18,8	13	14,4
63 ans et au delà ...	11,8	8,4	38,9	20,3	6,7	13,5

Cette statistique appartient à Nancy. Comme nous l'avons déjà fait voir, elle montre que cette ville est enveloppée d'une atmosphère d'hypnotisme et de suggestion. Mon ami, le Dr Van Eeden, m'assure qu'à Amsterdam il trouve la proportion des non influencés un peu plus grande. Il n'est pas douteux qu'en Angleterre nous devons avoir une proportion de somnambules moins grande qu'à Nancy. Sur deux cents sujets j'ai seulement rencontré vingt somnambules.

Ici, un mot au sujet du somnambulisme. Nous savons que le somnambulisme naturel est le plus souvent associé à une faiblesse du corps ou de l'esprit, il est donc naturel que nous trouvions la variété artificielle principalement chez les malades dont l'esprit est affaibli par l'hystérie ou toute autre condition nerveuse, ou chez ceux dont le corps est détérioré par la phtisie ou quelque autre maladie cachectique. Le somnambulisme est un produit anormal de l'hypnotisme. Pour si intéressants que soient les phénomènes de somnambulisme ressortissant à la pathologie et à la psychologie, ils ne jouent aucun rôle dans le traitement suggestif, pas plus que ne jouent un rôle quelconque dans la pratique ordinaire les propriétés toxiques des remèdes. Nous devons les étudier pour être éclairés sur le traitement ; mais il ne faut pas oublier que l'expérimentation n'est pas le traitement[1].

---

[1] Voir l'*Appendice*. En Angleterre, l'hypnotisme est une science nouvelle et il semble que l'on ne se tienne encore qu'à la théorie ; on entend sur ce sujet les idées les plus baroques et les plus exagérées. Ainsi, par exemple, dans un article du 8 décembre 1888 publié par le *Saturday Review*, à propos d'une communication que j'avais faite au *Nineteenth Century* de décembre, l'auteur, qui appartient certainement au corps médical, prétend qu'une personne hypnotisée est à la merci de l'opérateur ; ce dernier peut renouveler son influence quand il veut, même sans l'assentiment du malade. Il prétend encore que n'importe qui peut facilement hypnotiser une personne ayant été déjà soumise à l'hypnotisme, et il ajoute qu'une personne ayant subi une pareille expérience ne peut plus regarder les gens en face sans éprouver un besoin irrésistible de dormir. J'ai fait des recherches chez mes malades des deux sexes que j'avais hypnotisés un grand nombre de fois et qui étaient tombés dans le sommeil le plus profond. Ils peuvent tous me regarder en face très longtemps sans éprouver la moindre envie de dormir, et tous me disent que, tant qu'ils ne portent pas leur attention sur l'opérateur, il ne se produit

aucun effet soporifique. La plupart de ces erreurs proviennent de cas exceptionnels comme celui du dormeur Soho. Ce sont là des exemples d'hystérie sans aucun rapport avec l'hypnotisme envisagé au point de vue thérapeutique. Le fait d'hypnotiser constamment dan un but expérimental une personne faible d'esprit peut produire sur elle un état morbide du cerveau; c'est justement cet abus d'un agent thérapeutique contre lequel il faut s'élever et qu'il faut empêcher.

CHAPITRE V

La thérapeutique suggestive ne constitue pas un système
exclusif de traitement. — Des maladies qui peuvent en bénéficier. — Modifications organiques produites par la suggestion hypnotique. — Vésications et stigmates. — Les maladies nerveuses réclament surtout ce genre de traitement.
— L'hystérie, l'hypochondrie, la dipsomanie, l'habitude de
l'opium, dépravation morale, double conscience. — Maintien
de la guérison. — L'hypnotisme n'est pas le magnétisme.
— L'abus possible de l'hypnotisme n'empêche pas qu'on
puisse s'en servir dans le traitement médical. — Réserves
et précautions nécessaires.

Nous sommes maintenant en mesure de parler de la
suggestion comme mode de traitement et de guérison.
Tout d'abord nous examinerons dans quelle classe de
maladies elle a été utilement appliquée. Ici je peux
dire que, quoique le Dr Liébault donne rarement des
remèdes et qu'il obtienne la plupart de ses brillants
résultats par l'application pure et simple de la suggestion, ses élèves ne se dispensent aucunement d'employer les remèdes que les recherches des savants ont
mis à leur portée. Dans certains cas déterminés ils
font usage de la diète, des potions, de l'électricité, du
massage, et, en combinant ces moyens avec la sugges-

tion, ils obtiennent souvent de meilleurs résultats que
par un simple traitement.

La méthode suggestive est spécialement applicable
aux maladies chroniques. Les douleurs rhumatismales
et goutteuses cèdent souvent à la suggestion, comme
le font un certain nombre de maladies provenant d'une
nutrition défectueuse, telles que l'anémie et une débilité générale. Chez la femme la suggestion agit d'une
manière efficace contre les dérangements fonctionnels,
soit en arrêtant une perte exagérée, soit en provoquant
un écoulement utile; elle améliore ou guérit les souffrances périodiques de toute sorte. Elle produit un
effet excellent dans la constipation et la diarrhée chroniques; habituellement les malades trouvent que les
fonctions intestinales deviennent régulières. La suggestion thérapeutique donne une bonne tonicité au système organique et tend à régulariser toutes ses fonctions. Un examen des expériences faites par Bernheim,
Delbœuf et autres hypnotiseurs rendra cette méthode
plus compréhensible qu'elle ne le paraît superficielle-
ment.

La suggestion est extrêmement utile dans les
crampes de certains muscles forcés, que l'on rencontre
communément chez les écrivains et les employés de
télégraphe. Elle est aussi suivie d'un heureux effet dans
certains cas de paralysie ancienne et spécialement
dans la paralysie infantile. Beaucoup de praticiens
vantent sa puissance curative dans les affections ner-

veuses des yeux et l'amaurose hystérique, elle est d'un grand secours dans quelques formes de surdité. En un mot, toutes les fois que nous avons affaire à une maladie qui résiste aux méthodes ordinaires, la suggestion peut être considérée comme un auxiliaire utile.

Un certain nombre de mes lecteurs trouveront peut-être que je donne à la suggestion une importance trop considérable ; mais je suis convaincu que, par un usage intelligent, le corps médical peut en retirer de grands avantages dans beaucoup de cas où les remèdes sont impuissants, et souvent l'action de ces remèdes sera renforcée. Ainsi, par exemple, on voudrait administrer l'ipécacuana, mais on en est empêché pendant un assez long temps par la crainte des vomissements consécutifs ; ou bien il peut arriver qu'un simple cathartique provoque des coliques souvent imaginaires ; dans ces cas, la suggestion hypnotique peut être utile pour calmer l'excès de sensibilité. Que d'affections, telles que la fièvre typhoïde et le rhumatisme, dans lesquelles le médecin se trouve impuissant en présence de symptômes inquiétants ! Par l'emploi de ce traitement on arrive souvent à les calmer, et en pareil cas tout médecin peut s'en servir non pas à titre spécial, mais à titre auxiliaire. Le professeur Bernheim s'en sert dans sa pratique hospitalière dans tous les cas, et il trouve qu'il est d'une grande valeur pour calmer l'excitabilité nerveuse, améliorer la nutrition générale et provoquer un sommeil réconfortant. Les malades et, d'une manière générale, ceux dont la santé est altérée sont des sujets exceptionnellement bons pour la suggestion hypnotique ; aussi offrent-ils un champ particulièrement favorable pour l'emploi de la suggestion. Dans un grand nombre de maladies chroniques, la suggestion semble donner au malade une activité nouvelle et met l'organisme dans une condition favorable à l'action des remèdes, tels que le massage. Je suis certain que la suggestion est souvent un aide précieux dans la méthode Weir Mitchell, et que l'on trouve en elle l'élément mental et moral qu'exige ce dernier traitement. Il y a des malades qui sont plutôt excités que calmés par le massage ; pour ceux-là l'hypnotisme sera un bon moyen préparatoire. Un certain nombre de médecins célèbres, me parlant de la suggestion hypnotique, m'ont dit qu'ils trouvaient la suggestion suffisante dans leur pratique, sans hypnotisme, et m'ont donné plusieurs observations dans lesquelles une pseudo-paralysie et des troubles hystériques avaient généralement cédé à leurs affirmations bien faites. Mais je prétends que, si une simple suggestion peut agir d'une façon si efficace, ses effets doivent être grandement accrus par l'hypnotisme ; avec son aide elle produira souvent des résultats que seule elle ne pourrait jamais donner, même entre les mains les plus capables. Comme je l'ai dit ailleurs, la suggestion agit par la concentration extraordinaire du pouvoir de l'imagination sur un point donné ; pour la plupart des gens, une concentration si forte est difficile et même à peu près impossible dans leur état normal. Dans un éloquent discours qu'il prononça devant l'Association britannique à Leeds, en 1889, Sir James Crichton Browne, attribue, avec une emphase particulière, un rôle important à l'imagination dans la santé comme dans la maladie, et il engage ses auditeurs à user de cette faculté en la dirigeant dans un but curatif.

Dans les cas de *railway spine*, lorsqu'il y a des désordres provoqués par un choc ou toute espèce de secousse, la suggestion fait naître l'espoir dans le soulagement et la guérison, et, en pareil cas, le malade pourra rester en état hypnotique pendant un temps considérable, parce que le repos du système nerveux et la disparition de toute douleur et de toute irritation sont nécessairement des facteurs importants dans la guérison. La valeur de la suggestion n'est pas douteuse dans le traitement des états nerveux, tels que l'insomnie et l'hystérie, ainsi que de toutes les affections qui demandent surtout le calme et le repos de l'esprit. Dans un grand nombre de maladies chroniques, il est souvent impossible de faire la part de la douleur, si elle dépend de la maladie organique ou bien du trouble réflexe et du dérangement fonctionnel. Cela se voit dans les maladies du cœur ; le malaise est surtout hors de proportion avec l'étendue de la lésion. En pareil cas, les phénomènes nerveux peuvent souvent être soulagés par la suggestion hypnotique.

L'influence de la suggestion sur la marche des lésions organiques a été fort bien prouvée par de nombreuses expériences faites soit sur des étudiants, soit sur des malades avec leur consentement. Si l'on dit à un individu plongé dans le sommeil hypnotique qu'il s'est brûlé la main ou toute autre partie du corps, non seulement il sentira la chaleur et la douleur à l'endroit indiqué, mais fréquemment il arrive que cet endroit devient rouge et enflammé et montre tous les signes objectifs de la congestion, souvent même ceux de l'inflammation, de la vésication, etc. Grâce à l'imagination du malade, la suggestion faite par l'opérateur a été capable d'affecter les fonctions vaso-motrices du système sympathique. Cette expérience et d'autres de même nature ouvrent un vaste champ d'un grand intérêt pathologique, car, si la suggestion peut faire affluer le sang quelque part et provoquer une congestion et une inflammation locales, ne peut-on pas aussi faire disparaître cet état et le guérir quand il est provoqué par la maladie ? L'expérience clinique répond par l'affirmative.

Le professeur Delbœuf, de Liège, voulant s'assurer de l'effet réel de la suggestion hypnotique dans le traitement d'une brûlure, dans l'impossibilité de trouver des personnes identiques, quant à la constitution et la condition, trouva le moyen ingénieux de produire avec un caustique deux brûlures sur le même individu — une à chaque bras, — et de traiter l'une par la suggestion curative combinée avec les remèdes habituels, tandis que l'autre n'était traitée qu'au moyen de ces remèdes seuls. Quand il eut obtenu le sommeil hypnotique, il suggéra au patient que l'un des bras guérirait sans douleur et sans suppuration, et c'est ce qui arriva : par la simple séparation de l'exsudat et une poussée de granulations salutaires, la guérison survint dix jours plus tôt que de l'autre côté, lequel eut à traverser une période de suppuration, avec phénomènes d'inflammation et de douleur (*op. cit.*, p. 9). Si ce cas n'était pas rapporté par un savant bien connu, j'avoue que j'éprouverais quelque hésitation à le reproduire ici ; tel qu'il est, sa véracité est hors de doute.

Le professeur Beaunis (*op. cit.*) cite un cas dans lequel, par la suggestion, il régularisa le pouls d'un malade. Avant le sommeil les pulsations étaient de 96 à la minute ; durant le sommeil elles montèrent à 98°,4. Il lui suggéra une diminution, et le pouls tomba à 92°,4. Le pouls étant de nouveau monté à 100°,2, il suggéra une accélération, et l'on obtint 118°,8. Le ralentissement et l'accélération du pouls suivaient immédiatement la suggestion. Les tracés étaient pris au moyen du sphygmographe de Marey et leur fac-similé a été reproduit dans le livre de Beaunis. Il réussit aussi à élever quelque peu la température des malades en leur suggérant une augmentation de chaleur.

Un peu plus loin, M. Beaunis décrit la production de tous les effets d'un vésicatoire en suggestionnant qu'il y en a un de placé. « M. Focachon, chimiste à Charmes, nous montra ce phénomène (Drs Bernheim, Beaunis et Liébeault) sur une malade qu'il nous amena à Nancy. Pendant son sommeil, à onze heures du matin, on lui appliqua sur l'épaule gauche huit timbres poste, en lui suggérant qu'on lui applique un vésicatoire. Elle fut invitée à dormir toute la journée ; on la réveillait cependant pour les repas, et elle fut tout le temps tenue en observation. Pour la nuit, M. Focachon l'endort en lui suggérant qu'elle ne se réveillera que le lendemain matin à sept heures. A huit heures un quart le pansement est enlevé et l'on constate que les timbres-poste n'ont pas été dérangés. Dans l'étendue de 4 ou 5 centimètres, on voit l'épiderme épaissi et mortifié, d'une couleur blanc jaunâtre ; seulement l'épiderme n'est pas soulevé et ne forme pas de cloches ; il est épaissi, un peu plissé et présente en un mot l'aspect et les caractères de la période qui précède habituellement une vésication complète. Cette région de la peau est entourée d'une zone de rougeur intense avec gonflement. M. Focachon et sa malade repartirent pour Charmes, et à quatre heures de l'après-midi quatre ou cinq vésicules se développèrent. Quinze jours plus tard, le vésicatoire était encore en pleine suppuration. M. Focachon a répété la même expérience sur une autre personne, chez qui dans les quarante-huit heures se produisit une vésication qui suivit la même marche.

Les professeurs Bourru et Burot, de Rochefort, réussirent à provoquer par la suggestion une hémorrhagie nasale chez un jeune soldat épileptique et hystérique ; ils fixèrent même l'heure où l'épistaxis cesserait. Sur le même sujet, le Dr Mabille, de l'Asile de Lafond, produisit instantanément par la suggestion une hémorrhagie sur différentes parties du corps, présentant les caractères identiques des stigmates que l'on trouvait chez les saints du moyen âge.

Binet et Féré, dans leur livre sur le magnétisme animal (Kegan Paul, Trench and Co., London, 1887), relatent plusieurs autres expériences semblables. Ils disent, par exemple, comment Dumontpallier réussit à élever la température locale de quelques degrés ; ils racontent aussi qu'ils tracèrent le nom de cet expérimentateur avec l'extrémité mousse d'un stylet de trousse sur les deux avant-bras d'un malade hystérique, en lui faisant la suggestion suivante : « Ce soir, à quatre heures, tu t'endormiras et tu saigneras aux bras sur les lignes que nous venons de tracer. » A l'heure dite, il s'endormit. Au bras gauche, les caractères se dessinèrent en relief, et en rouge vif sur le fond pâle de la peau, et des gouttelettes de sang perlaient sur plusieurs points. A droite, côté paralysé, il ne parut absolument rien.

Charcot et ses élèves de la Salpêtrière (d'après ces auteurs) ont souvent, au moyen de la suggestion, obtenu les effets d'une brûlure sur la peau des personnes hypnotisées (pp. 108, 109). Féré ajoute que, d'après ses propres expériences, on peut déterminer un changement de volume dans une partie du corps chez une personne hystérique en dirigeant son attention de ce côté ; ce qui prouve l'influence de l'imagination sur les centres vaso-moteurs.

Binet et Féré ne seront pas accusés de trop de crédulité, car ils refusent d'accepter comme exemple probant tout phénomène qui n'a pas été soumis au contrôle sérieux des recherches scientifiques. Ils sont d'ailleurs tellement imbus des théories du professeur Charcot, qu'ils refusent à la suggestion hypnotique l'application thérapeutique, sauf dans les cas d'hystérie.

Les effets de la suggestion ne sont pas nécessairement temporaires et immédiats. On peut les obtenir à telle heure, tel jour, tel mois que l'on veut après le moment de la suggestion. Bernheim cite plusieurs exemples de cette action prolongée ou différée, considérée au point de vue physique ou psychique. En tête de l'action physique je placerai la production des phénomènes objectifs tels qu'un vésicatoire ou une ecchymose ; en tête de l'action psychique, ce sera une impression sensitive telle que la présence d'une hallucination à une heure donnée, ou l'accomplissement d'un acte suggéré après un certain intervalle. Un soldat que soignait le Dr Liébeault fut mis en état de somnambulisme hypnotique, et on lui dit que tel jour, dans deux mois, à dix heures du matin, il viendrait dans la salle de consultation du Dr Liébeauit, et que là il verrait le président de la République, devant lequel il s'inclinerait respectueusement. Le président s'approcherait alors de lui, lui parlerait dans des termes flatteurs et lui donnerait une décoration qu'il attacherait lui-même à sa boutonnière. Le jour fixé, une nombreuse assistance composée de docteurs et de malades était réunie dans la salle de consultation, et à dix heures précises le soldat parut. Dès son entrée l'expression de la physionomie changea, ses regards se dirigèrent du côté du bureau, et il salua profondément dans cette direction. Il s'avança alors, salua le Dr Liébeault, et se tint debout, attentif avec un sourire satisfait et le regard tourné du côté du bureau. Bientôt après il salua de nouveau profondément, murmura quelques mots et se retira au grand étonnement des assistants qui ignoraient le sens de cette pantomime [1].

Le Dr Beaunis raconte une histoire semblable relative à une jeune femme qu'il avait mise dans un état profond d'hypnotisme et à qui il assura qu'au prochain jour de l'an elle le verrait entrer dans sa chambre et l'entendrait lui dire : « Bonjour! Mademoiselle. » Cette suggestion était faite au mois de juillet; le 1er janvier suivant cette jeune femme écrivit au docteur, lui disant qu'elle ne pouvait pas comprendre comment il se faisait qu'il fût entré dans sa chambre le matin, l'eût

____

[1] Cité par Binet et Féré, op. cit., p. 245.

saluée et qu'il fût sorti immédiatement. Elle remarqua de plus qu'il portait le même habillement qu'elle lui avait vu au mois de juillet. Il se rencontra qu'en ce moment le Dr Liébeault était à Paris pendant que la jeune femme était dans l'Est de la France.

Les suggestions post hypnotiques, comme toutes les suggestions faites à un degré avancé d'hypnotisme, sont presque invariablement suivies d'amnésie. Quand il se réveille, le sujet n'a aucun souvenir des ordres qu'il a reçus, et sa conscience ne recueille ce souvenir qu'au moment où il doit les exécuter. Si on lui demande alors pourquoi il a agi ainsi, il répond généralement qu'il a fait cela sous l'influence d'une impulsion irréfléchie à laquelle il ne pouvait pas résister. Dans certains cas rares il éprouve, quelques moments à l'avance, l'impression qu'il doit accomplir à un moment donné telle action particulière, ou prononcer telles paroles. Il arrive quelquefois que le sujet hypnotisé comprend que l'acte impulsif lui a été dicté par une suggestion antérieure, mais d'une manière générale l'acte peut être considéré comme tout à fait spontané, et la responsabilité est nulle.

De pareils phénomènes jettent une vive lumière sur un grand nombre d'histoires d'apparitions surnaturelles, et montrent de quelle utilité peut être l'hypnotisme pour donner entre les mains d'observateurs compétents la clef des problèmes psychiques. Nous voyons donc qu'une idée imprimée à l'esprit inconscient restant endormie pendant des mois s'exécutera au bout d'un temps déterminé avec la même certitude que le mouvement se produira à heure fixe dans une pièce d'horlogerie que l'on aura disposée à l'avance. J'ai à peine besoin d'ajouter que toutes ces expériences ne réussissent que dans une très petite proportion de cas, et surtout chez des sujets dressés.

L'accomplissement d'une suggestion, alors même qu'elle n'a pas été perçue par la conscience ou qu'elle a été tout de suite oubliée, a son analogie dans la vie ordinaire. Nous devons tous savoir qu'il nous arrive de penser, de parler, d'agir machinalement, et cependant, en y réfléchissant bien et en recueillant nos souvenirs, nous voyons que les paroles ou les actes ont leur source dans quelque incident oublié ou que nous paraissions n'avoir pas remarqué et qui toutefois avait laissé son impression sur les cellules cérébrales. Ces dernières, sous l'influence d'une stimulation, peuvent dans certaines conditions, comme dans le délire, provoquer l'émission de sons oubliés ou endormis. C'est ainsi que nous voyons des personnes à l'agonie ou dans la fièvre parler une langue qu'ils avaient oubliée depuis leur enfance, comme ce médecin écossais d'un certain âge, un ami à moi, qui, une heure avant de mourir, ne s'exprimait qu'en gaélique, sa langue maternelle, qu'il n'avait pas parlée depuis cinquante ans. Tout le monde connaît l'histoire de cette servante qui, dans le délire de la fièvre, répétait continuellement des passages du testament grec, que ses oreilles avaient recueillis inconsciemment lorsqu'elle était au service d'un clergyman. Tous ceux qui sont chargés de soigner des aliénés savent quelles expressions grossières peuvent être proférées au paroxysme de la folie par de jeunes femmes vertueuses et raffinées, qui ont été soigneusement préservées des mauvaises influences. Les paroles ou les phrases obscènes qu'elles ont entendues il y a longtemps, peut-être dans leur première enfance, soit quand elles passaient dans la rue, soit lorsqu'elles étaient à la fenêtre, incomprises en ce moment et depuis paraissant oubliées, avaient cependant été retenues par les cellules cérébrales.

On voit par là que la suggestion est un agent extrêmement puissant, dont les expérimentateurs se servent avec succès et que les médecins peuvent employer d'une manière efficace. Si nous considérons que ce n'est que dans ces quatre ou cinq dernières années que s'est répandue la connaissance de ce traitement, nous serons étonnés du progrès qu'il a fait et du nombre de maladies qui s'y rapportent. Mais il nous faut reconnaître que ce n'est pas un remède universel destiné à agir d'une façon magique dans toutes les maladies. Il y a des cas dans lesquels son action est nulle ou à peu près. La suggestion ne rendra pas les mouvements à une articulation malade de la goutte ou altérée par un rhumatisme chronique, elle ne remettra pas en place un dérangement interne, elle ne guérira pas d'un can-

cer ou de toute autre affection maligne, elle ne pourra
pas non plus agir favorablement contre une paralysie
agitante, un glaucome, un mal de Bright avancé ni le
diabète. La phtisie, les maladies organiques du cœur
n'en retirent pas un profit matériel; elle sera cependant
d'un grand secours pour combattre les douleurs, elle
agira dans ce cas comme dans toutes les affections
douloureuses. On s'en sert rarement dans les maladies
aiguës. La plupart des médecins qui ont adopté ce
mode de traitement sur le continent, le pratiquent surtout dans leur cabinet où ne peuvent guère se rendre
ceux qui sont atteints d'une maladie aiguë. La suggestion a rendu des services dans certains cas d'accouchement, mais le chirurgien a rarement l'occasion de
l'employer. Il n'est pas douteux qu'il puisse exister un
certain nombre de personnes sensibles capables d'être
opérées sans douleur grâce à l'emploi de la suggestion
hypnotique; mais généralement le patient est tellement
troublé avant l'opération que l'hypnotisme ne peut agir
sur son esprit distrait, au lieu qu'il est aisé d'administrer avec succès le chloroforme ou tout autre anesthésique. Cependant le professeur Bernheim allie la suggestion au chloroforme, et trouve que les malades
supportent mieux l'anesthésique et en exigent une
quantité moindre que lorsqu'il est administré, comme
à l'ordinaire, silencieusement. Un grand nombre de
chloroformisateurs ont remarqué la même chose.

Quand on veut calmer provisoirement une douleur

aiguë, on peut se servir avec avantage de la suggestion de préférence aux narcotiques; le sommeil que l'on provoque n'a pas les inconvénients des remèdes. Lorsque le sommeil est lui-même un remède, la suggestion est utilement employée, par exemple dans l'imminence d'une congestion cérébrale, dans le delirium tremens, dans l'insomnie quand elle ne se rattache à aucune maladie.

Mais c'est dans ce qu'on appelle les névroses que la suggestion donne les plus brillants succès, — dans l'épilepsie fonctionnelle, dans la danse de Saint-Vitus, dans l'asthme, les palpitations, la céphalalgie nerveuse, l'irritation spinale, la neurasthénie, les douleurs de l'ovaire et dans beaucoup de formes de dyspepsie. Comme les maladies nerveuses ont malheureusement une tendance constante à s'étendre, il est nécessaire d'en étudier tous les symptômes afin de connaître les moyens de les guérir et de les prévenir. Avec les progrès de la civilisation, le nervosisme se développe dans le monde; on ne le rencontre pas chez les sauvages ni chez les barbares. Les vices et les qualités de la civilisation ont une égale tendance a augmenter notre sensibilité. Les boissons, les narcotiques, l'abus du tabac, les convenances sociales, la culture intellectuelle, le désir toujours grandissant d'être célèbre et de faire quelque chose de remarquable, tout cela ajouté à un grand nombre d'autres influences stimulantes facilite le développement des maladies nerveuses. Dans les grandes villes surtout où l'on vit dans des conditions artificielles et d'une façon intensive, nous rencontrons dans toutes les classes de la société des affections présentant des symptômes subjectifs tout à fait hors de proportion avec les signes objectifs. Il serait intéressant de vérifier dans quelle proportion les affections nerveuses l'emportent sur les affections organiques dans la clientèle d'un docteur exerçant dans une ville ; — la moitié au moins. Beauoup d'entre nous sont grandement étonnés, en sortant de l'hôpital, de trouver dans la pratique civile un nombre si considérable de cas semblables. Ce sont ordinairement des maladies très douloureuses et très difficiles que l'on est appelé à traiter, car généralement elles sont l'indice d'une grande dépression, d'une grande faiblesse vitale, et c'est dans cet état que la douleur est perçue au plus haut degré. Prenez la nomenclature médicale se terminant en algie : cardialgie, céphalalgie, gastralgie, myalgie, névralgie, — que de souffrances ces mots révèlent !

Quoique ces affections dépendent souvent d'une maladie organique, elles ont fréquemment leur source dans une irritabilité nerveuse ou une faiblesse fonctionnelle. Un fort praticien se trouve souvent très embarrassé en présence de ces maladies, alors qu'il se trouve au contraire tout à fait à son aise dans les cas de scarlatine ou d'inflammation pulmonaire. Les maladies nerveuses en général — l'hystérie et l'hypochondrie sous toutes ses formes, — sont considérées d'une manière dédaigneuse par certains physiologistes qui ne peuvent croire à des symptômes subjectifs dont l'existence n'a pour eux aucune raison d'être. Aussi ne devons-nous pas être trop sévères à l'égard de nos amis atteints d'une affection hystérique et nerveuse, qui, à la suite de longues souffrances, ont un caractère difficile et finissent même par ne pas croire à leurs douleurs. Il est naturel d'attribuer à l'imagination une maladie à laquelle ni un ami ni un médecin ne peuvent trouver une cause compréhensible, et cependant cette maladie que l'on met sur le compte de l'imagination peut être aussi réelle que le typhus, et est mille fois plus douloureuse pour celui qui en est atteint. Une faiblesse du corps, des douleurs insupportables, une dépression morale, un état général déplorable avec la conviction qu'il n'y a rien au monde capable de vous en débarrasser, et le sentiment d'être négligé par les amis ou de leur être à charge et un sujet d'ennui, toutes ces souffrances du corps et de l'esprit sont suffisantes et difficiles à supporter, quelle qu'en soit la cause originelle.

C'est le plus souvent le malade lui-même qui est la cause de ces souffrances, en montrant trop de complaisance pour ses mauvaises habitudes, telles que l'oisiveté, la manie de nourrir et d'entretenir des idées morbides ; en un mot, ces maladies sont fréquemment le résultat de l'imagination, ce qui ne veut pas dire que ce sont des maladies imaginaires. En réalité, il n'y a

pas de maladie imaginaire ; celui qui persiste à s'imaginer qu'il est malade n'a pas toujours la maladie que
lui donne son imagination. Lorsque l'imagination crée
une maladie du corps, c'est que la santé est déjà com-
promise. Qui donc avec la santé, avec une puissance
d'esprit bien équilibré pourrait ou voudrait provoquer
une maladie par autosuggestion ? N'est pas hypochondriaque qui veut, dit justement Lasègue.

Quand un de ces hypochondriaques, écrivent Binet et
Féré, que nous appelons habituellement *malades imaginaires*, vient demander le secours de la médecine, se
plaignant de douleurs subjectives et de malaise, que
répondons-nous le plus souvent ? — « Ce n'est rien, c'est
purement imaginaire ; essayez de ne plus y penser. »
Et nous le renvoyons avec quelque remède anodin. Cet
infortuné, qui s'est suggéré la maladie et qui réellement
en souffre, reste convaincu que sa maladie n'est pas
comprise et qu'on ne peut rien faire pour lui. Plus est
grande sa confiance dans le médecin, plus forte est sa
conviction, et tel qui n'avait presque rien s'en revient
avec une maladie incurable.

La maladie provenant d'une autosuggestion morbide peut être maîtrisée et guérie par une suggestion
saine venant du dehors, donnée lorsque le cerveau est
dans un état particulier de réceptivité d'une influence
extérieure. L'esprit d'une personne nerveuse, hystérique,
hypochondriaque, est habituellement rebelle à toute
influence extérieure, à moins qu'elle ne s'exerce pour

entretenir et favoriser l'état morbide. A l'état de veille, le malade repousse les meilleures, suggestions comme des insultes, mais, dans le sommeil hypnotique, sa propre influence morbide étant momentanément absente, il accepte et exécute les suggestions qui lui sont faites pour la guérison de son corps et de son esprit.

Le système de la suggestion a été largement employé par les médecins étrangers qui s'occupent de maladies mentales. De ce nombre sont : les Drs Semal, de l'Asile de Mons ; Mabille, médecin en chef de l'Asile de Lafond ; Burckhardt, de l'Asile de Préfarguier (Suisse).

Ces spécialistes et d'autres rapportent, dans la *Revue de l'hypnotisme*, de nombreux cas d'amélioration et de guérison par l'emploi de la suggestion.

Les aliénés ne sont pas facilement influencés par l'hypnotisme. Tous ceux qui sont en rapport avec eux savent combien il est difficile de leur faire fixer leur attention sur autre chose que sur leur folie ; mais une fois l'influence obtenue, la suggestion peut avoir une grande utilité.

Les confins de la folie sur lesquels se trouvent la dipsomanie, l'habitude de l'opium, l'habitude du tabac et d'autres narcotiques, offrent au traitement suggestif un vaste champ pour l'usage thérapeutique. Le professeur Forel, de Zurich, dans son rapport au Congrès neurologiste tenu à Zurich en 1888, dit que la suggestion est d'après lui, un agent d'une grande utilité et d'une grande puissance, pouvant souvent donner à l'ivrogne la

force de faire le premier pas, toujours si difficile, vers
la guérison et la correction. Il cite plusieurs cas dans
lesquels il a ainsi réussi à guérir des malades de l'habitude de l'opium dans l'espace de huit à douze jours, et
cela sans cette souffrance morale aiguë qui accompagne
généralement la cessation d'une habitude dont on était
l'esclave. Les Drs Van Renterghem et Van Eeden
(d'Amsterdam) m'ont dit également qu'ils avaient eu
de beaux succès dans le traitement des maladies mentales. A Nancy, j'ai eu l'occasion de voir de nombreux
cas en voie de guérison. Un individu qui vint trouver le
Dr Liébault était complètement empoisonné par le tabac
qu'il avait la passion de fumer et de chiquer. C'était un
employé de chemin de fer, gros, bien bâti, mais les
excès l'avaient affaibli et détérioré. Il digérait mal,
avait la langue chargée et point d'appétit. Le pouls
était lent et irrégulier ; quand il marchait, il avait le vertige, et fréquemment sa vue s'obscurcissait par suite
d'un commencement d'amaurose. Les gens qui ont le
système nerveux si délabré sont facilement hypnotisables ; aussi le Dr Liébault l'eut-il bientôt mis dans
un sommeil profond. On lui dit alors qu'il ne fumerait
plus, que la pipe serait pour lui un objet de dégoût, et la
chique encore davantage, que, s'il se laissait aller à l'une
ou l'autre de ces passions, il en deviendrait souffrant
et malade, et que jamais plus il n'aurait aucune envie
de retomber dans le même vice. Ce malade vint pendant
quelques matins consécutifs, et tous les jours l'améliora-

tion fit des progrès ; dans une semaine il n'éprouvait plus aucun symptôme d'empoisonnement par la nicotine. Il aurait certainement guéri en se privant lui-même de tabac, mais je doute que le résultat eût été si rapide, car aucun de ceux qui auraient vu cet homme ne lui aurait cru assez de force morale ni assez de caractère pour se débarrasser d'une habitude si enracinée. Dumas fils était, dit-on, un vieux fumeur. Comme il sentait sa santé s'en aller, il consulta son docteur, le cigare à la bouche comme toujours. Le médecin, en qui Dumas avait une entière confiance, après avoir entendu les symptômes dont il se plaignait, lui dit franchement que le fumer était la cause de tout. Aussitôt le grand écrivain jeta son cigare en déclarant qu'il ne fumerait plus ; — et il tint parole. Mais combien y en a-t-il qui soient doués d'une telle résolution [1] ?

Dans la *Revue de l'hypnotisme*, 1886-1887, le Dr Voisin, de la Salpêtrière, a fait quelques communications pour montrer l'efficacité de la suggestion dans le trai-

[1] Un proche parent à moi, qui vient d'essayer à Nancy le traitement hypnotique pour guérir de l'habitude du tabac, présente une observation intéressante. Après avoir été un grand fumeur pendant des années il prit la résolution de renoncer au tabac, auquel il attribuait son affection nerveuse et ses palpitations. Le Dr Liébeault ne l'a jamais mis que dans un état d'assoupissement léger avec impossibilité d'ouvrir les yeux, et cependant la suggestion eut un effet immédiat et remarquable. Il a eu depuis une grande horreur pour le tabac et jamais il n'a éprouvé l'envie de le reprendre. Il est probable que mon parent serait arrivé à se corriger lui-même tout seul, mais le Dr Liébeault l'a délivré d'une grande souffrance et probablement empêché de retomber dans le même vice.

tement du détraquement moral, et au Congrès de l'Association française pour l'avancement de sciences tenu à Nancy en 1886, des rapports sur ce sujet ont été faits par un certain nombre de médecins célèbres. Le Dr Voisin cite pour exemples un certain nombre de prisonnières considérées comme tout à fait incorrigibles qui, à la suite d'un traitement suggestif (combiné avec une éducation religieuse et morale, reconnue d'ailleurs inutile) sont devenues réservées, honnêtes et laborieuses. Plusieurs de ces femmes ainsi corrigées ont été placées dans des maisons de confiance avec une entière satisfaction.

Un grand nombre de ces cures sont absolument authentiques et le nombre des cas rapportés va toujours en augmentant. Dans un très intéressant article fait par M. F.-W.-H. Myers [1], le Dr E. Dufour, médecin en chef de l'asile Saint-Robert (Isère), est cité de la façon suivante : « Depuis cette époque, notre opinion est bien assise, et nous ne craignons pas de nous tromper en affirmant que l'hypnotisme peut rendre des services dans le traitement des maladies mentales. » D'accord avec un grand nombre d'observateurs, le Dr Dufour ne trouve qu'une faible proportion d'aliénés hypnotisables, dit M. Myers ; mais sur ces derniers l'effet produit est toujours excellent. Son meilleur sujet est un jeune homme

---

[1] *Multiplex Personality : Proceedings of the Society for Psychical Research*, vol IV, 1886-7.

dépravé qui, après plusieurs arrestations pour crimes, enfermé pour tentative de meurtre, devint aliéné. Le Dr Dufour nous affirme que ce sujet difficile est devenu d'un caractère meilleur sous l'influence de l'hypnotisme.

Le professeur Forel, directeur de l'Asile central de Zurich[1], cite un cas de guérison d'ivrognerie confirmée chez un homme de soixante-dix ans qui, après avoir tenté deux fois de se suicider, avait été confié à ses soins. Il resta neuf ans dans l'Asile, pendant lesquels il ne cessa d'être une cause de trouble, buvant jusqu'à se soûler chaque fois que l'occasion se présentait, et excitant les autres malades à la révolte.

En 1887, Forel hypnotisa ce sujet paraissant incorrigible, et le traita par la suggestion. Il put être influencé, et dans quelques séances le caractère se modifiait considérablement. Le malade donne une preuve de son amélioration en cédant volontairement la petite quantité de vin qui lui était octroyée, et en faisant partie de la Société de Tempérance que, jusqu'à ce jour, il avait méprisée et combattue. Il n'y avait plus aucun danger de lui rendre sa liberté parce que le vin n'avait plus pour lui la même force attractive. Le Dr Forel ajoute que, pendant les neuf derniers mois, il a eu l'occasion de l'hypnotiser pour le besoin de ses recherches, sans qu'il fût nécessaire de lui faire la suggestion anti-alcoolique.

---

[1] *Op. cit.*

Ces exemples semblent démontrer qu'il y a chez un seul individu deux êtres distincts, et que l'un peut se développer et paraître, tandis que l'autre est tellement annihilé qu'il semble ne pas exister. Cela se voit chez chacun de nous. Le meilleur d'entre nous peut constater la disparition d'un vice que, par ses efforts, il est parvenu à combattre ; les plus pervers conçoivent vaguement qu'ils ont quelque chose de meilleur en eux-mêmes provoquant un combat intérieur. Mais il faut dire que ce combat est rare et faible. C'est lorsque le cerveau est faible et malade que ce fait psychologique devient tout à fait évident. Le Dr Van Ireland cite le cas d'un jeune homme bien élevé qui, à la suite d'une attaque d'épilepsie, s'empara d'une voiture qu'il trouva dans la rue, la mena jusqu'à la tombe de son père à un mille et demi, fit un bouquet de fleurs qui avaient poussé là, et le porta chez lui à sa mère. Cette conduite alarma cette dernière qui lui fit reconduire la voiture à son propriétaire ; mais, au lieu de le faire, il la laissa en son propre nom dans une écurie où l'on tient des chevaux de louage. Revenu à son état normal il n'eut plus aucun souvenir de cette circonstance. Une autre fois, encore après une attaque, il s'engagea comme matelot, mais bientôt ses chefs le trouvèrent entièrement ignorant des choses de la mer, et en même temps découvrirent en lui des manières étourdies et extrêmement étranges. Bientôt après il recouvra sa conscience et il fut étonné de se trouver sur un navire loin de la terre,

car il avait complètement oublié la série des événements
qui l'avaient amené jusque-là. Il serait intéressant de
savoir l'appréciation d'un juge relativement à la responsabilité légale encourue en pareil cas.

Bien plus remarquables encore sont les cas de
Louis V... et de Félida X... Le premier est bien décrit
par M.-F.-W. H. Myers (*op. cit*). Louis V... est né en
1863 ; sa mère se trouvant être une femme de mauvaise
vie, il tomba facilement de bonne heure dans la voie du
vice. A dix ans, on l'envoya dans une maison de correction où il se montra docile et obéissant. Quatre ans
plus tard il fut piqué par une vipère ; il en résulta une
grande frayeur à la suite de laquelle survint une série
de convulsions et d'attaques hystériques qui le lais-
sèrent avec une paraplégie hystérique des membres
inférieurs. Il devint de plus en plus méchant, et en 1880
on l'envoya à l'Asile de Bonneval parce qu'il était sujet
à des attaques épileptiformes éclatant d'une façon pério-
dique et qu'il était atteint de paraplégie. C'était alors
un garçon de dix-sept ans, bien tranquille, bien élevé et
le seul changement qui s'était opéré en lui depuis qu'il
n'était plus méchant était un changement physique. Il
avait cependant oublié de lire et d'écrire, mais cet oubli
provenait probablement du manque de pratique, car il
se rappelait très bien sa vie avant qu'il entrât dans une
maison de correction, ce dont il était profondément
confus. Il fut employé comme tailleur pendant deux mois
lorsqu'il fut pris d'une crise d'hystéro-épilepsie, après

laquelle il resta quelques heures endormi. Quand il se réveilla il n'était plus paralysé des jambes, et il se mit à courir dans les champs comme il le faisait dans la maison de correction où il croyait être en ce moment. Il marcha avec une aisance inaccoutumée, quoique un peu incertaine par suite de l'atrophie musculaire provoquée par la maladie des membres. Il ne reconnaissait plus personne autour de lui et il était revenu comme il était avant d'être piqué par la vipère. Il n'était plus le même : au lieu d'être tranquille et soumis, il devint tout le contraire et retomba dans la manie du vol. En 1881, il s'évada de Bonneval, et au bout de quelques années, qu'il passa partie à l'hôpital ou en prison, partie comme engagé marin, il fut envoyé à l'Asile de Rochefort, après avoir été convaincu de vol, mais jugé irresponsable. Là il fut soigné par les Drs Bourru et Buret qui ont étudié ce cas avec soin comme l'avaient déjà fait le Dr Camuset, à Bonneval, et le Dr Jules Voisin, à Bicêtre.

A Rochefort survint une hémiplégie droite avec difficulté de la parole, ce qui ne l'empêche pas d'être extrêmement effronté et insolent, et toujours prêt à exposer ses théories toutes contraires au règlement établi. Il ne se rappelait plus aucune période de sa vie passée. On essaya l'application des métaux (métallothérapie). L'argent, le plomb, le zinc et le cuivre n'eurent aucun effet sensible ; mais, dès qu'on lui plaçait une lame d'acier sur le bras paralysé, l'hémiplégie passait du côté droit au côté gauche, et ce dernier devenait insensible. Un tel changement physique n'est pas rare, mais ce qu'il y avait de surprenant et d'inattendu, c'était en même temps le changement intellectuel. Louis V... était un autre individu. Au lieu d'être insolent et indocile, il était maintenant gentil, réservé et soumis ; il parlait avec moins de difficulté et il se refusait à donner une opinion sur n'importe quelle matière, se déclarant incapable d'une appréciation saine. Il ne se rappelait plus ses exploits de marin ; il n'avait conservé le souvenir que des époques où il était honnête.

Ces deux états opposés, l'un bon et l'autre mauvais, ont été appelés par les Drs Bourru et Buret son état premier et son état second ; en dehors de ces deux états on pouvait créer des états intermédiaires et variés. Son cinquième état était particulièrement curieux. Quand on le mettait dans un bain électrique, ou qu'on lui plaçait un aimant sur la tête, il était pour un temps tout à fait guéri de sa paralysie. Il avait alors la vivacité et l'activité d'un enfant bien portant, et les réponses qu'il faisait étaient exactement celles d'un enfant. Il croyait alors être de nouveau dans la maison de correction, et tout le temps qui s'était écoulé depuis le jour de la piqûre n'existait pas pour lui. Que si cependant on lui rappelait d'une façon quelconque cette circonstance de sa vie, on le faisait tomber dans un état qui le remettait dans sa condition prime ou seconde.

Louis V... n'est plus à Rochefort et, d'après les

dernières nouvelles que nous en avons eues, sa santé et son état mental se sont beaucoup améliorés.

Les médecins chargés de traiter ce cas extraordinaire attribuent ces divers changements à une action double du cerveau et à la prépondérance d'un hémisphère. La difficulté de la parole, la violence, le caractère insolent coïncidant avec l'hémiplégie droite contrastaient avec la facilité de la parole et la conduite régulière qui accompagnaient l'hémiplégie gauche, et montrent la tendance opposée (dans ce cas) de la suprématie respective des hémisphères droit et gauche.

Ces effets de la dualité cérébrale se montrent rarement avec cette spontanéité d'une manière si évidente, sauf chez les idiots, les aliénés, chez ceux qui sont atteints de maladie cérébrale ou qui sont en proie au délire. Le Dr Ireland cite un cas de double personnalité qu'il a observé chez un idiot nommé Finlay. Ce garçon se parlait à lui-même et raisonnait comme si deux individus discutaient une question. Parfois il se frappait en disant : « Finlay est un méchant garçon aujourd'hui, » et alors il se récriait avec douleur contre sa propre personnalité. Dans certains cas, lorsque la cause de la folie réside dans une maladie ou une lésion d'une moitié cérébrale, le malade a conscience de toute la puissance qui s'exerce en lui. L'organe resté sain contrôle les impulsions malsaines de la portion malade jusqu'à ce qu'il soit épuisé, et participe à la ruine intellectuelle.

Un cas très remarquable de double personnalité est celui de Félida X..... rapporté par le Dr Azam [1], professeur à la Faculté de Bordeaux. Félida est née en 1843 de parents honorables. Dès son enfance elle était portée à la mélancolie et à la solitude. Elle était sujette à des hémoptysies, et elle se préoccupait sans cesse de sa mauvaise santé. A l'âge de quatorze ans et demi éclate pour la première fois sa transformation. A la suite d'une douleur de tête survenue brusquement, elle tomba dans un état cataleptique de courte durée dont elle sortit complètement métamorphosée. Elle fut alors vive, gaie, babillarde et turbulente à l'excès. En même temps sa santé parut améliorée, et elle ne se plaignit plus de rien. Mais, au bout de quelques heures, elle retomba en catalepsie dont elle sortit pour revenir à son premier état normal. Depuis cette époque, elle vécut tantôt dans l'une, tantôt dans l'autre de ces deux conditions. Pendant quelque temps l'état second n'occupa que la dixième partie de son existence; mais à partir de 1875 la durée relative des deux conditions se modifia par degrés jusqu'à changer complètement, de telle sorte que Félida était presque toujours dans la condition seconde. Dans ce dernier état, elle a le souvenir du passé, mais dans la condition prime elle ne se rappelle

[1] *Hypnotisme. Double conscience*, etc. Paris, 1887. Le professeur Azam est en même temps qu'un écrivain de premier ordre un observateur scientifique de grande valeur, et c'est là une des observations les plus intéressantes qui aient jamais été rapportées.

rien de ce qui s'est passé dans la condition seconde. De là, des complications curieuses. Ainsi, par exemple, dans la condition seconde, elle montrait une préférence marquée pour un jeune homme qu'elle ne connaissait plus dans la condition prime. Après avoir suivi les funérailles d'un ami, elle rentrait chez elle en voiture lorsqu'elle eut un accès cataleptique qui ne dura que quelques minutes et qui ne fut pas remarqué. Elle revint dans sa condition prime, et perdit en même temps le souvenir, ne sachant pas pourquoi elle était en voiture, ni de qui elle avait suivi les funérailles. Toutefois en s'informant, elle parvint à se rendre compte de tout, sans trahir son changement de personnalité. Félida se maria et devint mère de plusieurs enfants, mais l'alternance de sa personnalité se montra comme auparavant; aussi ne pouvait-elle avoir de secrets pour son mari, car dans sa condition seconde elle révélait tout ce qu'elle avait fait dans la condition prime, alors même qu'elle aurait voulu garder le secret.

Louis V... et Félida X... étaient des sujets facilement hypnotisables. Chez Louis V..., l'hypnotisme produisait la même alternance de personnalité que la métallothérapie, et c'est certainement à l'emploi qu'en ont fait les Drs Bourru et Buret qu'il faut attribuer son amélioration et le recouvrement de ses facultés.

J'ai appelé le premier état de Félida X... *normal*, mais faut-il l'appeler ainsi par la raison qu'il s'est présenté le premier? Il est de beaucoup inférieur à l'état second, qui existe aujourd'hui d'une manière presque complète. Dans cet état second, Félida a les manières enjouées et franches d'une excellente mère de famille et d'une bonne femme de ménage [1]. Quand l'état premier se représente comme par hasard — son état bête, comme elle l'appelle elle-même, — elle est triste, sombre et concentrée. Lequel de ces deux états est le bon, la véritable condition naturelle ? De pareils exemples conduisent à nous demander si l'amélioration qui est survenue spontanément chez cette femme n'aurait pas pu être amenée par une influence extérieure. La réponse est affirmative, et pareil résultat s'est déjà produit auparavant ; mais dans l'avenir il se produira plus souvent avec plus de succès. Le nouvel hypnotisme n'est encore qu'une science jeune ; le médecin et le moraliste ont devant eux un vaste champ de possibilités psychiques à explorer.

Richet [2] raconte comment, par la suggestion hypnotique, il changea une bonapartiste enragée en une républicaine non moins enragée, qui reconnaissait même sa conversion : « Vive Gambetta ! s'écriait cette lady. Un voile semble se déchirer devant moi ! Combien je me suis trompée sur son compte ! » Ces expériences n'ont qu'un effet superficiel et passager, mais des faits pareils

---

[1] Les changements sont principalement d'ordre psychique. Dans les deux états elle souffre d'un asthme chronique et d'une santé toujours délicate.

[2] *L'homme et l'intelligence, Appendice.*

tendent à prouver la possibilité de changements moraux, que l'on peut rendre définitifs et permanents.

Je tiens d'un maître d'école qu'il retire de bons résultats du traitement suggestif dans les cas de maladie ou de torpeur mentale ; et quelques-uns de ses élèves affirment qu'après avoir été hypnotisés ils trouvent les problèmes plus faciles qu'à l'ordinaire. J'ai été appelé quelquefois depuis à soigner un cas de perversité morale chez une jeune fille qui a été grandement améliorée sous l'influence de la suggestion. De paresseuse et indocile qu'elle était, elle est devenue obéissante, au dire de ses maîtresses, et le goût de l'étude s'est bien développé chez elle. Un étudiant en médecine de dixième année, qui vient me consulter quelquefois, m'affirme que mon traitement augmente si bien sa puissance de travail, qu'après chaque visite il peut travailler plusieurs heures dans la journée ; mais, comme ce gentleman n'est que faiblement hypnotisable, je ne me fais pas d'illusion sur le résultat.

Il est évident pour tout le monde que l'emploi de la suggestion hypnotique dans l'éducation a nécessairement ses limites, et qu'il est inutile chez celui dont le caractère se développe bien. On le réservera pour les cas dans lesquels il y a une tendance pour des vices héréditaires ou acquis, et on n'aura recours à la suggestion que lorsque tous les autres moyens ont été essayés et trouvés inefficaces. Nous savons que, chez certains jeunes gens, le sens moral est bien assis, tandis que

chez d'autres il est complètement absent ; c'est sur·
tout chez ces enfants déséquilibrés et détraqués —
comme ceux que l'on voit dans les maisons de correction — que ce traitement moral sera employé avec
avantage. Je citerai d'une façon toute spéciale le pouvoir de la suggestion chez ceux qui ont la passion innée
de l'alcool ; ce que l'on rencontre fréquemment chez les
enfants névropathes, nés de parents ivrognes.

Nombre de personnes objectent que l'emploi de la
suggestion hypnotique dans l'éducation enlève le libre
arbitre à ceux qui sont influencés. Il est vrai de dire
que la volonté ne doit pas être affaiblie ; mais qui pré-
tendra qu'elle ne doit pas être redressée ? N'est-ce pas
un fait reconnu que l'éducation et l'enseignement moral
sont une atteinte au libre-arbitre ? L'enfant qui se plaît
à l'école n'a aucun besoin de stimulant. L'enfant, s'il
en existe, qui n'a aucun défaut moral n'a pas besoin
d'exhortations pour l'amour de la droiture, de la vérité
et d'autres bonnes qualités. Mais la plupart des enfants
préfèrent le jeu au travail. Il y en a qui, pour échapper
à une punition, ne reculeront pas devant un mensonge ;
on trouvera certainement toujours tel défaut ou telle
mauvaise habitude. Aussi faut-il employer des moyens
pour les corriger et les retenir, de telle sorte qu'ils
soient portés au travail, à l'amour de la vérité et à une
bonne conduite. Ce n'est, comme je l'ai déjà dit, que
lorsque ces moyens ordinaires ont échoué que la suggestion hypnotique devra être employée ; elle agira

dans ce cas comme tout autre moyen d'éducation judi-
cieusement dirigé. L'enfant ne doit pas être amené à
obéir comme un esclave ou comme une machine ; la
suggestion joue chez lui le rôle d'un sage professeur, et
il prend l'habitude de l'auto suggestion, trouvant dans
le pouvoir de sa propre volonté un auxiliaire qui lui
fait surmonter les mauvaises habitudes, et lui en fait
acquérir de bonnes.

Au Congrès de Nancy, le Dr Liébeault et d'autres
expérimentateurs ont rapporté des exemples d'enfants
hébétés, paresseux et incorrigibles qui, par la suggestion (combinée parfois avec de bons conseils), étaient
devenus des modèles d'enfants laborieux et sages. Un
écolier, qui généralement était le dernier de sa classe,
fut par ce traitement tellement encouragé au travail
qu'il occupa bientôt la première place. Un autre enfant,
âgé de sept ans, tellement bouché qu'il en était idiot [1],
trouva un si grand profit dans la suggestion qu'au bout
de trois mois il savait lire et écrire, et comprenait les
quatre règles de l'arithmétique.

Le Dr Hack Tuke, dans une communication sur
l'aliénation mentale (*Journal of mental science*, 1885),
est bien de cet avis quand il dit que dans les cas de ce
genre il se fait un développement anormal des fonctions inférieures ou automatiques, pendant que les

[1] Voyez encore page 131. Dans les cas d'idiotie confirmée, la suggestion n'a aucun pouvoir à cause de la difficulté presque insur-
montable qu'il y a d'exciter l'attention et de la tenir concentrée.

centres supérieurs font défaut, et que l'on peut voir un membre de famille, par la perversité de ses dispositions et de ses actes, apporter au milieu des siens des souffrances inouïes. Le Dr Tuke ajoute que nous devons corriger cette disproportion en supprimant certaines fonctions pour developper les autres. Si, continue-t-il, les chevaux qui traînent une voiture versent parce que le conducteur est ivre, ce n'est pas aux chevaux que l'accident est imputable, mais au conducteur incapable qui ne peut plus tenir les rênes. Nous savons que la méchanceté peut tenir à deux causes : elle provient d'un caractère résolu ou irrésolu ; dans le premier cas, le Dr Tuke dit qu'il y a méchanceté positive, et dans le second cas méchanceté négative. Il est probable que si dans l'un ou l'autre cas la suggestion hypnotique était pratiquée de bonne heure, elle serait un adjuvant utile aux autres moyens de correction.

Grâce à la suggestion accompagnée d'une sage direction et d'un enseignement religieux, la nouvelle personnalité finit par déplacer l'ancienne, et il en résulte une transformation morale complète.

En pareil cas, il est probable que l'on détermine un état de double conscience [1], comme on le rencontre quelquefois dans le somnambulisme naturel. Un individu ainsi fait peut vivre de deux façons différentes, alternativement bon et mauvais, ignorant dans le pre-

[1] Ceux qui ont écrit sur le somnambulisme donnent un grand nombre d'exemples de cette double conscience.

mier état les actes qu'il aura commis dans l'autre
(Forbes Winslow, *op. cit.*, p. 420). Dans maintes circonstances, ces deux manières de vivre, si opposées,
paraîtront si rationnelles, qu'il sera difficile de savoir
celle qui est naturelle au sujet[1].

On demande souvent si la guérison obtenue par la
suggestion a un caractère permanent. A cela je réponds
que les autres moyens thérapeutiques ne donnent pas
une guérison plus définitive. Il y a des rechutes dans
un grand nombre de maladies, quel que soit le traitement suivi, malgré la surveillance observée par le
malade ou les personnes chargées de le soigner. Un
individu, guéri aujourd'hui d'un rhumatisme, peut
prendre mal demain, et avoir une nouvelle atteinte ou
présenter d'autres symptômes. Mais avec une attention
soutenue et les précautions ordinaires, telles que la
diète, le repos, la température, etc., le succès du traitement suggestif n'est pas transitoire. Les bons effets en
sont souvent si marqués et si rapides, que les malades
sont tentés d'en interrompre l'usage, et de reprendre
leurs occupations ordinaires avant que la guérison soit
complète et qu'il ne reste aucune trace de la maladie,
oubliant qu'un état morbide, lorsqu'il a duré un certain
temps, s'est fortement ancré dans le système organique
et qu'il ne peut pas être chassé en un jour. Il peut arriver ce qui arrive quelquefois dans les autres modes de

---

[1] L'histoire du Dʳ Jekyl et de M. Hyde rentre dans un de ces cas.

traitement, c'est qu'une guérison brusque soit une guérison trompeuse. Pour si brillants que soient les résultats obtenus, il ne faut pas toujours y compter, c'est le moyen de n'éprouver aucun désappointement si la guérison est quelque peu retardée.

Dès le premier jour une difficulté peut se présenter ; il peut arriver que le malade ne soit pas suggestible. Ce n'est pas une raison pour se décourager, car souvent l'influence hypnotique n'est sentie qu'au bout de trois séances ou même plus tard. Il y a peu de personnes cependant qui restent insensibles [1] ; la chose une fois obtenue, l'état hypnotique est ensuite plus facilement provoqué et tend à devenir plus profond, quoique ce ne soit pas indispensable.

[1] Voir les tables, page 27.

Un rien peut faire qu'un opérateur échoue là où un autre aurait réussi. Je connais un médecin étranger très capable qui ne put pas arriver à influencer deux malades anglais parce qu'il sentait l'ail et que cette odeur troublait leur esprit. J'échouai une fois chez un gentleman qui, plus tard, me donna la raison de mon insuccès. Il s'imaginait, comme tant d'autres, que l'opérateur devait posséder un esprit très fort en même temps qu'un corps très puissant. Quand je lui touchai les yeux pour les fermer, il remarqua un léger tremblement dans ma main et il l'attribua à une faiblesse physique ou à une certaine émotion, et cet étranger, d'une grande intelligence, en conclut que je ne pourrais pas l'influencer. Cette idée déterminait une résistance qui le rendait incapable d'être influencé. Aussi tomba-t-il facilement dans un sommeil hypnotique profond quand je lui eus expliqué que mes qualités personnelles n'avaient rien à faire en pareille matière. Il y a cependant une proportion de personnes saines — environ 10 pour 100 — qui restent réfractaires à tout essai d'hypnotisation. Cette résistance à la suggestion hypnotique semble dépendre d'une idiosyncrasie, et n'indique pas plus une intelligence supérieure qu'une intelligence inférieure.

Il est bien difficile de déraciner les préjugés du vulgaire, et ce n'est pas chose aisée pour celui qui pratique le traitement suggestif d'empêcher qu'on le traite de magnétiseur, parce que le sommeil artificiellement provoqué est le préliminaire ordinaire du traitement. Comme je l'ai déjà montré, le Dr Liébeault et ses disciples repoussent absolument les théories imaginaires relatives au magnétisme animal telles qu'on les comprenait il y a cinquante ans. Ils soutiennent qu'il n'est pas besoin d'un don particulier pour pratiquer le système ; pour eux, ce qu'il faut surtout, c'est la confiance. (Les observations précédentes montrent la facilité avec laquelle le sujet perçoit le manque de confiance ; il suffit du moindre soupçon pour qu'il y ait insuccès.) Avec une plus grande expérience augmente la confiance en soi-même et dans la méthode, et naturellement les succès augmentent aussi.

L'axiome *Majus remedium, majus venenum*, est une vérité incontestable. Ce serait une exception à la règle si un remède aussi puissant que la suggestion n'était pas exposé à l'abus. Quand se fit la découverte de la dynamite, tout le monde comprit qu'elle servirait dans des occasions criminelles et désespérées, mais ce n'a pas été une raison pour qu'elle fût abandonnée. Sa fabrication et sa distribution ont été entourées de précautions et de mesures restrictives, et elle est arrivée à occuper sa place dans la science pratique entre les mains des mineurs et des ingénieurs. Sir James Simpson n'a pas hésité à publier sa grande découverte du chloroforme, malgré les craintes de certains individus chagrins qu'il fût employé pour de mauvais desseins ; son usage n'est pas non plus prohibé, et cependant tous les ans il entre dans un certain pourcentage de crimes et d'outrages.

L'empoisonnement par l'arsenic, le sublimé corrosif, la digitale, se présente quelquefois ; ce qui n'empêche pas ces remèdes d'occuper une place prédominante dans la pharmacopée. Il est prouvé, en effet, que, quoique ces puissants agents servent quelquefois à accomplir des méfaits, le mal causé par leur emploi illégitime est tellement inférieur aux services rendus, que personne ne songe à les supprimer. Il en est de même de l'hypnotisme. Sa puissance pour le bien n'est pas douteuse ; il remplit une place que rien d'autre ne saurait également remplir, et, pourvu qu'on s'en serve avec une certaine précaution et la réserve nécessaire, il ne présente aucun danger.

Le Dr Semal, dans la discussion sur l'hypnotisme qui eut lieu à l'Académie de médecine de Belgique (3 juin 1888), après avoir flétri les prestidigitateurs nomades et les charlatans qui prostituent la méthode, demanda avec énergie que cette science fût enseignée dans les universités médicales, disant que c'était là le seul moyen légitime de la faire connaître ; « Cette mesure, dit-il, aurait pour effet d'en empêcher l'emploi d'une façon empirique et stupide, et l'hypnotisme deviendrait un précieux agent thérapentique entre les mains du médecin, partout où s'exerce l'art de guérir. »

L'exploitation publique de l'hypnotisme a été déjà prohibée par une loi en Suisse, en Hollande et dans d'autres pays ; et quand chez nous on connaîtra bien la véritable portée de ce traitement, les mêmes mesures prohibitives seront probablement prises en Angleterre [1].

« Les expériences publiques, écrivent Biné et Féré (*op. cit.*), devraient être condamnées par la même raison que nous condamnons les dissections et la vivisection en public. Il est certain qu'il y a encore de plus graves objections aux exhibitions hypnotiques, car il peut arriver qu'elles produisent des affections nerveuses même chez les individus qui n'acceptent pas d'être les sujets d'expériences. » De telles expériences, je le maintiens, sont toujours inutiles, souvent cruelles et de plus offensent la dignité humaine. Il serait souvent intéressant de voir les contorsions, et d'entendre les exclamations d'un malade soumis à l'influence du chloroforme : certaines personnes trouveraient ce spectacle amusant ; mais cependant notre devoir est de nous abstenir d'une expérience qui n'a pour but que de satisfaire une curiosité malsaine, ou d'étonner une multitude.

Depuis que ces pages sont écrites, l'hypnotisme a pris

---

[1] Le Congrès international des médecins hypnotiseurs, qui s'est tenu à Paris en 1889, avait pour principal objet de prendre une résolution énergique à cet égard et d'engager le Gouvernement à déclarer comme illégale toute exhibition publique de l'hypnotisme.

chez nous une extension remarquable, mais malheureusement pas tout à fait dans la bonne voie. Plusieurs
sociétés hypnotiques [1] ont été fondées pour l'instruction
du public *dans l'art* et *le mystère* de l'hypnotisme, et il
semble impossible de prendre un nouvel ouvrage ou
un nouveau recueil sans y trouver quelque chose ayant
trait à ce sujet, — généralement quelque chose de
déplacé. Il est à craindre que le public s'intéresse à
cette branche de la science et devance les praticiens
— ce qui serait un grand malheur.

Par tous les moyens il faut que les gens soient pré-
venus de l'existence et de la nature d'une influence à
laquelle nous sommes pour la plupart exposés, quelques-
uns même à un degré dangereux. Être averti, c'est
être armé, et alors nous ne verrions pas des individus
jouer bêtement avec un instrument si dangereux s'ils
savaient combien sont sérieuses les conséquences de
leurs amusements stupides. Un article qui, dernièrement.
a fait le tour de la presse montre à quels résultats
maladroits peut conduire l'ignorance. Un couple de
jeunes gens sortant d'une représentation magnétique
entrent dans un café, et l'un d'eux, encore plein de ce
qu'il avait vu, propose de magnétiser la fille de l'établissement. Celle-ci se prêta à l'expérience, et le jeune
homme se mit à faire les passes comme il les avait vu

---

[1] Voyez une lettre de l'auteur sur ce sujet dans *The Lancet* et
British medical Journal, 15 octobre 1889,

pratiquer par le prestidigitateur. Bientôt après cette fille tombe dans le sommeil hypnotique dont ne peut la faire sortir aucun des jeunes gens. Comme le frère, d'Ali Baba, ils étaient entrés dans un endroit prohibé, dont ils ne pouvaient sortir parce qu'ils ignoraient le mot de passe. On fit venir la police, la jeune femme fut transportée à l'hopital où elle se réveilla quelque temps après, et l'opérateur fut arrêté et incarcéré.

Le cas suivant a été tout récemment soumis à mon observation par un expérimentateur fort embarrassé qui vint demander mon avis.

Un jeune gentleman, après quelques leçons d'un magnétiseur public, vint dans une maison de campagne où, entre autres hôtes, se trouvait une jeune lady d'un tempérament hystérique bien accentué. Pour faire montre des connaissances récemment acquises et pour apporter quelque distraction, il entreprit d'hypnotiser cette jeune fille. Après quelques minutes de fascination, méthode ainsi appelée, le sujet tomba dans une extase profonde. Il eut quelques difficultés pour la réveiller, et depuis elle tombe fréquemment dans des attaques de catalepsie, toujours annoncées par des cris aigus dans lesquels elle dit : « Le voilà maintenant ! » Elle a l'impression que le jeune homme exerce constamment son pouvoir sur elle, malgré que ce dernier soit à cent milles loin, et son système nerveux est devenu si malade qu'il inspire des craintes sérieuses à la famille. Cette idée est absurde, et une telle action à distance est impossible; mais cela n'empêche pas la grande douleur de la jeune fille et de sa famille, et ne diminue pas la maladresse de l'expérimentateur téméraire. De tels accidents frappent naturellement les esprits d'une façon désagréable et détournent les gens de l'hypnotisme. On confond une expérience stupide et grossièrement conduite avec un traitement médical dont l'hypnotisme n'est que le préliminaire [1].

Il n'est pas besoin d'autres motifs pour qu'on établisse des règles précises à l'emploi de l'hypnotisme, règles que devraient réclamer tous ceux qui ont à cœur les progrès de cette science. La manière d'hypnotiser un sujet ordinaire est tellement simple qu'il paraît absurde de l'enseigner à une personne d'une intelligence moyenne et d'une instruction solide. Il doit suffire de le voir faire quelques fois pour être à même d'opérer soi-même. Mais c'est là la partie la moins importante du traitement. Il en est de la méthode de Nancy comme de l'administration du chloroforme précédant une opération chirurgicale. La pratique de la suggestion hypnotique

[1] L'histoire racontée par feu le professeur Christisen d'Edimbourg vient corroborer cette manière de voir. Il mesmérisa un jour une lady qui était nerveuse à un haut degré, et, après l'avoir réveillée, lui dit que le lendemain, à midi, il répéterait l'opération à distance. A l'heure dite, le professeur lisait et avait tout à fait oublié ce détail, malgré cela cette lady, malgré tout ce que peut faire son mari pour l'en empêcher, tomba dans une extase profonde et dit qu'elle se sentait mesmérisée. L'effet produit était le résultat de l'autosuggestion et de l'attente dans laquelle se trouvait l'esprit de la lady. C'est ainsi que s'expliquent la plupart des histoires qui se sont répandues dans le public crédule.

est entourée de pièges que seul un opérateur bien
familiarisé est capable d'éviter, et les résultats du traitement n'ont une valeur scientifique que lorsqu'ils ont
été acceptés par des investigateurs accoutumés à peser
la valeur d'une évidence. A l'heure actuelle, où ce traitement est encore, nous pouvons le dire, dans son
enfance, nous avons besoin que tous les faits soient
scientifiquement examinés, et alors il est d'une importance très grande de restreindre le champ de l'hypnotisme, à former des prosélytes expérimentés dans le
corps médical [1]. Si le Dr Elliotson, médecin d'une
habileté rare et homme d'une probité à toute épreuve,
avait agi avec la discrétion dont ont fait preuve Bernhein
et d'autres médecins étrangers, il serait probablement
arrivé à la vérité, alors qu'il faudra une autre généra-
tion pour dégager cette vérité d'un amas de décombres.
En négligeant l'opinion éclairée des médecins, et en
écoutant avec confiance les histoires que venaient lui
raconter des observateurs malhonnêtes et incapables,
il ne fit pas seulement retarder le progrès de la méthode,
dont il avait à cœur le développement, mais il a créé
des difficultés pour les médecins de ce pays qui encore
aujourd'hui pratiquent le traitement psychique.

---

[1] J'ai en vue d'ailleurs l'hypnotisme médical, qui m'occupe particulièrement. Il a été déjà question de la valeur scientifique des
travaux qui nous viennent d'observateurs tels que MM. Garney et
Myers.

Certaines personnes, spécialement des jeunes femmes, sont tellement susceptibles, qu'il suffit d'avoir leur consentement, et de les engager à dormir pour les plonger dans un somnambulisme profond. En pareil cas l'attention expectante seule paraît suffisante, et il est surprenant que nous ne rencontrions pas plus de gens tombant dans le somnambulisme spontané, tellement il est facile de provoquer cet état.

Ce sont ces sujets mal équilibrés qui sont le plus exposés aux dangers de l'abus de l'hypnotisme, et ce sont ceux-là par conséquent que nous devons spécialement chercher à protéger. J'ai à peine besoin de dire que l'emploi de l'hypnotisme pour l'accomplissement d'un crime ou d'un forfait doit être considéré comme une circonstance particulièrement aggravante.

Charcot en France, Ladame en Suisse, et Semal en Belgique ont beaucoup fait pour empêcher l'exhibition publique de l'hypnotisme dans leur pays, en montrant les vices physiques et intellectuels auxquels sont exposés les sujets sur qui l'on expérimente. Ceux qui ont été témoins d'un spectacle de ce genre l'an dernier à Londres doivent se rappeler à quel degré de fatigue, de faiblesse, de surexcitation et d'hystérie étaient tombés la plupart des sujets. Dans ces sortes de représentation publique on cherche à exciter l'étonnement ou la joie des spectateurs, et, tant que dure la surprise, le physicien s'inquiète fort peu, alors même qu'il le sait, si l'instrument dont il se sert est un organisme délicat ou s'il opère sur les centres supérieurs du cerveau [1].

Dans ces derniers mois il a été souvent question d'hypnotisme et de suggestion dans la presse quotidienne, et, dans un journal du soir, une écrivain se plaignait d'avoir éprouvé, après avoir été hypnotisée, une sensation désagréable qui dura quelque temps : elle se sentait attirée vers l'opérateur. Je crois qu'une pareille sensation, à moins qu'elle n'ait été suggérée par l'opérateur pendant l'état hystérique, ne peut être que le résultat d'une imagination hystérique, et je n'ai jamais rien vu de pareil dans ma pratique. Toutefois ce fait donne une importance plus grande à cette règle, que l'hypnotisme ne devrait être pratiqué que devant témoins et que le sujet devrait être complètement réveillé avant de quitter le cabinet de consultation. La meilleure garantie contre l'abus de l'hypnotisme sera de le reconnaître comme une branche du traitement

---

[1] L'apprehension du danger repose très fréquemment sur l'idée fausse que la perte de la volonté et l'amnésie sont l'accompagnement obligé de l'hypnotisme médical. Cette idée provient des spectacles dont le public a été témoin, et il n'est pas possible de la déraciner. Le médecin qui emploie l'hypnotisme dans un but thérapeutique ne cherche pas à obtenir le somnambulisme, seul état dans lequel les malades perdent effectivement leur mémoire et leur volonté, et d'ailleurs, un fait avéré, c'est que le somnambulisme ne se rencontre que dans une faible proportion de cas. Ce qu'on obtient ordinairement, et ici je parle de mon expérience personnelle, c'est une légère léthargie, dont le caractère ressemble à cet état agréable que l'on éprouve entre le sommeil et la veille, état que la plupart d'entre nous connaissent pour l'avoir éprouvé quand on nous appelle le matin et que nous nous octroyons cinq minutes de répit avant de nous lever.

médical que les médecins doivent employer avec les mêmes précautions qu'ils mettent dans l'emploi des anesthésiques et dans l'administration des poisons en général.

Pour l'hypnotisme, le médecin devrait user de la même prudence que pour les anesthésiques. Tout d'abord il faut avoir le consentement formel du malade ou tout au moins des amis du malade, et ne jamais opérer qu'en présence d'un témoin au moins. De cette manière on ne pourra pas imputer ni à l'hypnotiseur ni au malade une mauvaise action ou un abus de pouvoir. J'ai à peine besoin d'ajouter qu'un malade désirant être traité par l'hypnotisme, s'il est tant soit peu prudent, choisira bien son médecin, et se gardera de se mettre sous l'influence d'un médecin qu'il ne connaît pas, du moins de réputation.

On a exagéré, je crois, les dangers de l'hypnotisme. Les histoires dans lesquelles on raconte que certaines personnes en ont usé pour avoir une grande influence sur d'autres sont presque toutes des fables qui ne résistent pas à l'expérience. Le professeur Bernheim affirme, et d'autres observateurs avec lui, que personne ne peut être hypnotisé contre sa volonté, et que le sommeil ne dépend en somme que d'elle. Il n'est pas douteux cependant qu'au bout d'un certain temps la production du sommeil est moins sous le contrôle du sujet, et lorsque, comme nous l'avons vu quelquefois à Nancy, une personne est d'une façon suivie hypnotisée par le même opérateur, l'état hypnotique peut être produit avec une rapidité surprenante. Je crois que dans certains cas d'hystérie il y a pour cette méthode un véritable engouement, comme cela peut arriver pour tout autre remède calmant. Mais un pareil engouement a peu de chance d'être encouragé si la pratique suggestive reste confinée dans sa propre sphère. Malgré le penchant d'un malade pour les remèdes narcotiques, le médecin ne laissera pas de les prescrire ; il n'en défendra l'usage que lorsqu'ils cesseront d'être avantageux.

Le médecin pratiquant la suggestion peut préserver ses malades trop sensibles du danger d'être hypnotisés par un étranger. Il n'a qu'à leur suggérer, lorsqu'ils sont dans l'état hypnotique, que personne ne pourra produire un pareil effet sur eux sans leur volonté libre et leur consentement formel. L'opérateur le plus expérimenté essaierait inutilement son art sur un sujet ainsi protégé, ainsi que l'ont souvent prouvé les Drs Liébeault et Bernheim [1] et ainsi que je l'ai constaté moi-même.

Je ne saurais mieux terminer ce chapitre qu'en citant

---

[1] Ces docteurs avaient l'habitude d'hypnotiser une hystérique qui, régulièrement, tombait en somnambulisme avec eux comme avec d'autres. Un jour qu'elle était dans cet état, le Dr Bernheim lui dit qu'elle ne serait plus influencée par le Dr Liébeault. Elle se réveilla sans se rappeler la suggestion qui venait de lui être faite, et bientôt après elle se rendit chez le Dr Liébeault, qui ne savait pas ce qui s'était passé, et le pria de l'hypnotiser comme d'habitude. A la grande surprise du docteur et de la malade, tous les essais restèrent infructueux, et ce ne fut qu'après avoir communiqué le fait au Dr Bernheim que son collègue put s'expliquer la chose.

cet extrait de l'ouvrage du professeur Bernheim : « Le médecin a pour devoir de choisir ce qui est utile dans la suggestion et de l'appliquer au bénéfice de ses malades. Lorsque, en présence d'une maladie, je crois que la suggestion thérapeutique a quelque chance de succès, je me considérerais comme un médecin blâmable si je ne la proposais pas à mon malade, et si je ne tâchais pas d'obtenir son consentement pour l'emploi de cette méthode (*op. cit.* p. 580).

CHAPITRE VI

Physiologie et psychologie de l'hypnotisme. — Théories des
maîtres. — Attention expectante, suggestion et inhibition. — Aphasie fonctionnelle provoquée ; ce qu'elle nous
apprend. — Exagération ou suppression de certains sens
et de certaines fonctions dans l'état hypnotique. — Automatisme dans l'état hypnotique et pathologique. — Amnésie
— L'hypnotisme comparé aux poisons. — Double cerveau,
son action simple à l'état de santé ; possibilité d'une action
double à l'état de maladie et dans l'état hypnotique. — Cas
à l'appui. — Automatisme provoqué sans hypnotisme.

L'étude de l'hypnotisme fera certainement faire un
grand pas à nos connaissances sur les fonctions élevées du cerveau, et donnera à l'esprit cette conviction
que, puisque les phénomènes dépendent d'un état
psychique provoqué, ils ne sont pas explicables par
les méthodes physiologiques que nous possédons
aujourd'hui. Charcot, Richet, Bernheim, Heindenhain,
Hack Tuke et d'autres ont cependant fait des recherches utiles pour établir des hypothèses impor-
tantes qui serviront de point de repère à nos futurs
investigateurs.

L'attention expectante, la suggestion et l'inhibition

sont les procédés qui nous donnent l'explication des phénomènes les plus communs.

L'attention expectante paraît être une préparation psychique nécessaire, car ordinairement une personne peut regarder un objet pendant un temps indéfini sans arriver à s'hypnotiser, à moins qu'elle ne s'attende à ce résultat. S'il n'en était pas ainsi, le somnambulisme spontané (comme dans le cas rapporté à la page 234) serait d'une grande fréquence.

Brown-Sequard et d'autres névrologues montrent que, lorsqu'on pousse à l'excès l'usage d'un centre cérébral ou d'une fonction, il y a, pendant tout ce temps, paralysie ou inhibition dans les autres. La stimulation légère et continue d'un sens se communique aux centres environnants, y compris les centres supérieurs présidant à la volition, l'attention, la coordination des idées, la mémoire, et cause leur inhibition temporaire. Cela se voit tous les jours dans la vie. Quand nous lisons un livre intéressant, nous exerçons à un haut degré nos facultés intellectuelles et émotives, et conséquemment les impressions qui arrivent sur les autres sens ne sont ni enregistrées ni notées. Le bruit de la rue n'est pas entendu ; un charbon peut se détacher du feu sans que nous nous apercevions de l'accident, sans que même nous soyons incommodés de l'odeur de la laine qui brûle ; l'absorption de nos sens peut être si complète qu'une douleur est oubliée et n'est plus sentie, ou que nous ne pensions plus à une souffrance morale. Chacun connaît les bons effets d'une légère friction de la peau dans une névralgie ou un mal de tête ; le sensorium se trouve vivement stimulé, et il en résulte une inaction de celui qui enregistre la douleur.

Heindenhain attribue l'état hypnotique à la légère stimulation monotone d'un sens, laquelle détermine l'inhibition des fonctions supérieures du cerveau. C'est ainsi qu'un bruit ou une scène causera par sa monotonie l'assoupissement ou le sommeil, tandis que nous serons réveillés par une stimulation forte et soudaine, tel qu'un bruit inattendu ou une lumière vive [1]. Cela se voit dans les séances magnétiques, où les dormeurs sont généralement réveillés par le bruit d'un gong.

Le sujet qui a été hypnotisé par la méthode de la fascination ne voit que par les yeux de l'opérateur, qui brillent devant lui avec un éclat exagéré, et il est inconscient de toute autre impression sensorielle. Dans l'état avancé de l'hypnotisme, non seulement les centres

[1] Cela peut servir à expliquer le fait suivant rapporté en mars dernier par plusieurs journaux et dont l'authenticité m'a été gracieusement assurée par le médecin de l'endroit. Un mineur de la vallée de Rhendda qui depuis de nombreuses années avait perdu la vue et la parole dans une explosion, recouvra la vue pendant qu'il était dans une mine au moment où éclatait une grande quantité de dynamite, aussi rapproché de la charge que le comportait sa sûreté. L'attention expectante entre probablement pour quelque chose dans cette cure, puisqu'on lui avait dit que la contre-irritation produirait cet effet. La parole ne revint pas en cette circonstance, mais quelques semaines plus tard, alors qu'il se mit dans une violente colère. Par contre, Charcot cite un cas d'aphasie psychique survenue à la suite d'un violent accès de colère.

intellectuels sont en inhibition, mais même ceux intéressant le mouvement et la sensibilité, et le sujet reste
inerte et inconscient comme quelqu'un qui souffre
d'une compression cérébrale ou d'une hémorrhagie dans
les ventricules, ou comme un animal à qui on a enlevé
les lobes du cerveau.

De même que dans la première condition le malade
reprenant conscience peut poursuivre le discours ou le
travail interrompu par la secousse, de même la personne
hypnotisée peut en se réveillant continuer la phrase ou
l'acte du moment où il a été pris par l'influence hypnotique. Cela prouve la paralysie complète du cerveau
comme organe de la pensée. Mais, tandis que dans le
coma la paralysie est absolue et complète, dans le somnambulisme provoqué elle est partielle ou totale au gré
de l'opérateur. L'activité d'un centre nerveux peut
devenir plus grande qu'à l'état normal, de telle sorte
qu'un sujet qui, un moment auparavant, était insensible aux vapeurs d'un flacon d'ammoniaque tenu près
de ses narines, percevra la plus faible odeur, et tel qui
ne peut pas mouvoir ses muscles exécutera, sur un mot
de l'opérateur, des tours de force extraordinaires. La
physionomie exprime à la perfection les émotions qui
sont suggérées. D'un état de misère sordide, le sujet
peut être soudainement transporté à un état de félicité,
et, remarquons ceci, c'est que ces deux états, il les
montre plus accentués que lorsqu'il ne dort pas ; à l'état
normal, en effet, ses émotions sont sujettes à cette

influence inhibitoire que nous appelons contrôle de soi-même, ce qui n'existe pas chez le somnambule sur qui chaque passion, chaque émotion provoquée prend au moment même toute son intensité.

Si je reçois l'ordre de lever le bras, cet ordre est envoyé au centre auditif, et de là aux cellules ganglionnaires, dans lesquelles sont supposées résider les fonctions les plus élevées telles que l'attention, la volition, la comparaison, etc. Si sous l'influence de la volonté cet ordre est transmis aux muscles par l'intermédiaire des centres moteurs, des ganglions de la base et des cordons spinaux, les muscles exécuteront l'acte demandé. Et même, si ma volonté refuse d'obéir, il peut arriver qu'un stimulus involontaire soit envoyé aux muscles, et que ce stimulus soit suffisant pour produire un léger mouvement musculaire, rapidement arrêté par l'action inhibitoire des centres nerveux supérieurs. Mais supposez que l'ordre soit donné sur un ton impératif à une personne accoutumée à l'obéissance passive — un soldat par exemple [1], — cet ordre sera exécuté d'une

---

[1] C'est une histoire bien connue que celle de ce vieux soldat qui, portant chez lui son dîner de dimanche, fut interpellé par un mauvais plaisant qui lui cria : « Attention ! » Les bras du soldat se mirent immédiatement en position, et le dîner roula dans le ruisseau. Assurément la volonté n'était pour rien dans cette affaire.

Le diagramme ci-joint (emprunté à l'*Encyclopédia britannica*, article PHYSIOLOGY) fera mieux comprendre les actes volontaires et automatiques.

ID, centre de l'idée; VOL, centre de la volonté; EM, centre émotif; SPS, centre des sensations spéciales; EQ, centre du sens de l'équilibre; MO, centre moteur; GS, centre de sensation générale;

façon automatique sans que la volonté n'y soit pour rien ; le commandement va des centres auditifs, où il est recueilli, directement aux centres moteurs, et de là, par l'intermédiaire des ganglions de la base, aux muscles du bras. En pareil cas un ordre semblable a été si souvent suivi de son exécution que l'ordre et

INH, centre d'inhibition ; RF, centre réflexe ; M, muscle ; GL, glandes ; C et V, cœur et vaisseaux.

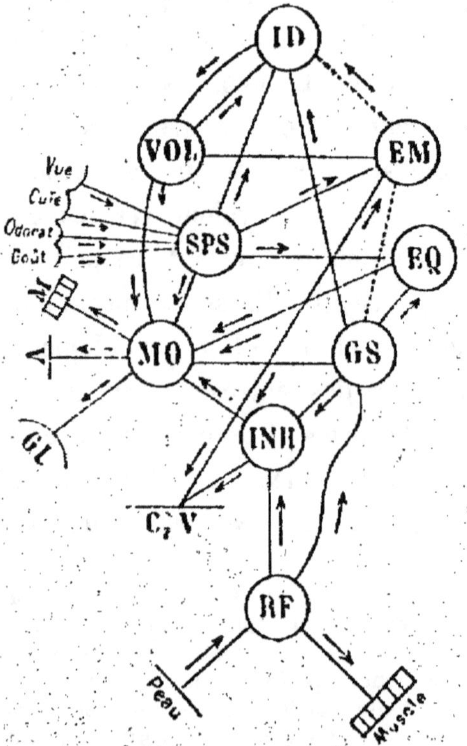

Les lignes montrent l'association d'un centre avec les autres ; les flèches indiquent la direction des courants nerveux. On peut supposer que sous l'influence de l'hypnotisme quelques-unes de ces associations sont arrêtées ou en état d'inhibition, par exemple le muscle indépendant de la volonté.

l'exécution sont devenus cause et effet, et l'acte s'accomplit automatiquement ou d'une manière réflexe sans que le contrôle de l'individu y soit pour grand-chose. Quand le sujet est hypnotisé, la situation est la même et d'une façon plus marquée ; les centres intellectuels sont au repos, et un ordre suggère sa mise en mouvement sans le secours de la volonté ou de la raison que cet ordre peut parfois contrarier.

L'automatisme peut quelquefois être le résultat d'une violente secousse morale ; les divers devoirs et les actes de chaque jour s'exécuteront alors comme dans un rêve, et souvent sans laisser aucun souvenir de leur exécution. Il peut arriver qu'un coup violent sur la tête détermine un état semblable ; c'est ainsi qu'un gentleman que je soignais, âgé de vingt et un ans, après avoir été renversé de son cheval à la chasse, se souvenait d'être resté à cheval jusqu'à la barrière contre laquelle eut lieu le choc, mais il avait tout oublié à partir de ce moment jusqu'à la fin de la course qui dura environ quinze minutes avant qu'il tombât. J'ai cependant la relation d'un témoin oculaire, lequel prétend que le gentleman était prestement remonté sur son cheval et qu'il avait poursuivi sa course comme si rien n'était arrivé ; il avait seulement une expression singulière et répondait d'une façon inintelligible aux observations qui lui étaient faites. C'est encore un habile cavalier, mais, dans cette circonstance, il se surpassa lui même affrontant un obstacle dangereux qu'aucun autre cavalier n'aurait voulu tenter et qu'il aurait certainement évité lui-même si la faculté de raisonner n'avait pas été éteinte chez lui. Il sentit une forte douleur à la tête, qui avait frappé dans la chute, et pendant quelques heures il resta comme ébloui.

Il n'y a aucun souvenir des actes accomplis dans l'état somnambulique, parce que cette association des centres nerveux, cet équilibre qui existe entre une fonction intellectuelle et une autre, ce qui constitue l'idée, le contrôle de soi-même, l'attention, la volition, la comparaison et la mémoire reste pendant tout le temps à l'état de lettre morte. Un malade soumis à l'influence hypnotique peut être comparé à une machine compliquée, que l'on a démontée et qui peut cependant être ajustée de telle sorte que certaines parties fonctionnent indépendamment des autres.

Pour ce qui a trait au côté physique du phénomène, nous ne savons pas grand'chose. Heindenhain supposait qu'il devait y avoir anémie cérébrale parce qu'il avait remarqué que son frère pouvait être hypnotisé aussi bien que de coutume immédiatement après une dose physiologique de nitrite d'amyle. D'autres observateurs attribuent le phénomène à la constriction des artérioles du cerveau. Il n'existe pas probablement de remède qui agisse exactement comme l'hypnotisme, sans quoi nous pourrions nous en servir comme auxiliaire dans la suggestion, surtout lorsque le malade est insensible à l'influence hypnotique. Le cannabis indica présente certains symptômes analogues [1] et semble exposer celui qui en fait usage à l'action exagérée de la suggestion. Mais il y a une différence importante. Dans l'intoxication par le haschish la suggestion est simplement une impression sensorielle naturelle, reçue spontanément et considérablement accrue. Celui qui prend du haschish, quand il voit une goutte d'eau, cette goutte d'eau dans le rêve provoqué par le haschish devient une rivière magnifique, un vaste lac ou un océan infini. Il entend un orgue italien sous sa fenêtre, et il s'imagine écouter un orchestre à Bayreuth.

[1] Si l'histoire suivante est exacte, et je n'ai aucune raison pour en douter, l'action du chloroforme peut, dans certaines circonstances, être considérée comme analogue à celle de l'hypnotisme. Il y a environ trente ans, dans un des grands hôpitaux métropolitains, existait une société d'étudiants en médecine appelée *Société chloroformiste*, dont le but principal était l'étude expérimentale de l'action des narcotiques et principalement celle du chloroforme. Les membres se réunissaient dans une de leur chambre et absorbaient la dose physiologique de divers remèdes. Dans une circonstance mémorable, le chloroforme fut le narcotique choisi pour l'expérience, et, comme à l'ordinaire, l'un des membres fut désigné pour ne pas participer à l'absorption, et pouvoir ainsi veiller sur ses camarades. Mais la tentation fut trop grande pour lui et il se mit à respirer lui aussi une dose considérable de poison. Dans cette chambre remplie de jeunes gens surexcités par le remède vint un membre en retard, qui justement était fort antipathique aux autres ; l'un de ces derniers s'écria : « Amis, tuons-le ! » Cette horrible suggestion s'empara immédiatement de toute la bande, et ils se précipitèrent sur le nouvel arrivant. Un acte tragique aurait eu probablement lieu si des étudiants, qui se trouvaient dans une autre chambre, n'eussent entendu les cris de terreur poussés par la victime. Ils vinrent tout de suite au secours et parvinrent à le délivrer. L'affaire fut étouffée et la Société dissoute. Quelques-uns de ceux qui participèrent à cet épisode (par son horreur, il rappelle une des situations décrites par Théophile Gautier) sont aujourd'hui des membres honorables de la profession médicale et se rappelleront cette circonstance.

Dans l'alcoolisme comme dans d'autres formes d'intoxication, les actes automatiques sont généralement exagérés, exagération dans le geste, dans la parole et dans l'attitude générale, et en même temps on constate l'inhibition des centres supérieurs, des centres de contrôle et une tendance plus grande à subir la suggestion, soit qu'elle provienne des sens, soit qu'elle provienne du dehors. C'est un fait connu que les épileptiques sont extrêmement sensibles à la suggestion ; un acte quelconque suggéré à un épileptique immédiatement après une crise a beaucoup de chances pour qu'il soit exécuté automatiquement sans que la volonté y prenne part et sans que le souvenir de cet acte persiste. Cette particularité a été notée par le Dr Gowers ; ce qui explique cette sensibilité à l'hypnotisme chez ces sujets, c'est que, sans doute, leurs centres cérébraux sont d'une dissociation plus facile qu'à l'état normal et se laissent plus aisément démonter [1].

Avec nos connaissances actuelles il paraît impossible

---

[1] D'après Richet (*op. cit.*), le sommeil normal des jeunes enfants est presque toujours somnambulique, et à l'appui de sa théorie il cite le cas de son petit garçon, âgé de cinq ans, qui reste profondément endormi lorsque son père vient la nuit le caresser, bien qu'il murmure un bonjour et qu'il rende la caresse. Le lendemain matin l'enfant n'a pas conscience de ce qui s'est passé. Tous les observateurs savent que même dans d'autres circonstances on peut tous les jours constater qu'un enfant se trouve fréquemment dans un état semblable à celui de l'hypnose ; c'est ce qui explique que les enfants sont de bons sujets pour le traitement hypnotique. Les facultés ne sont pas encore tout à fait équilibrées, et on peut facilement effectuer leur arrangement.

d'expliquer certains phénomènes relatifs à l'hypnotisme avancé. La plupart de ceux qui souvent ont été attribués à la clairvoyance ne sont certainement que le résultat d'une perception exagérée. Stimulé par la suggestion, le sujet lira des chiffres ou des lettres à une distance étonnante, reconnaîtra des personnes par le sens du toucher, trop délicat pour exister quand les autres facultés sont en action ; il sentira des courants d'air en apparence imperceptibles dans le mouvement des passes magnétiques, il comprendra et exécutera ce qu'on lui chuchotera à demi-mot et qu'un auditeur ordinaire ne pourrait pas entendre. Comment se fait-il que le sujet hypnotisé reste sourd à tous les bruits excepté à la voix de l'opérateur ? Comment se fait-il qu'il entende cette voix et lui obéisse pour si basse qu'elle soit prononcée et bien que l'entourage ressemble à une Babel ? Nous donnerons comme analogie, sinon comme explication, la mère fatiguée qui se réveille au moindre cri de son enfant, alors qu'elle ne fera même pas attention à d'autres bruits, et ce lieutenant de Nelson qui, au mot *signal*, se réveillait et restait insensible au bruit du canon.

Une autre particularité est la possibilité d'éliminer de la conscience du sujet une lettre, un mot ou un objet. Par exemple on dit à AB qu'à son réveil il écrira certains mots, comme « Alexandra Palace », sans la lettre *a*. Il le fera ainsi et cela avec une telle rapidité et une telle aisance que l'observateur (qui a déjà essayé de faire la même chose) sera convaincu de l'authenticité de l'expérience. Si on lui défend de se servir du pronom *je*, malgré qu'il ait une peine extraordinaire à éviter ce mot, il ne réussira pas à l'employer ; il peut cependant, comme dans le cas rapporté par Max Dessoir, employer son équivalent dans une langue étrangère. Le sujet peut être tout à fait réveillé et capable de raisonner sur tous les rapports, mais cette *idée fixe* est fortement implantée dans son esprit, quoiqu'il ne s'en rende pas compte. Qu'on lui montre la copie dans laquelle la lettre ou le pronom *je* manquent, il ne reconnaîtra pas du tout son erreur, et l'illusion persiste jusqu'à ce qu'on lui dise de revenir à son état normal; en ce moment l'absurdité de la chose apparaît tout entière, et il lui arrivera même de ne pas vouloir croire qu'il a écrit ces sentences ou ces mots incorrects.

Par la suggestion on peut provoquer plusieurs variétés d'aphasie fonctionnelle. Le sujet peut être rendu incapable de proférer un son (aphasie motrice complète); on peut l'obliger à répondre à chaque question par une formule dépourvue de sens, comme cela se voit dans certains cas pathologiques cités par Trousseau et par Gowers. Il peut être conscient ou non de l'absurdité de la chose, comme dans l'entité pathologique, et cet état peut être modifié de diverses manières. Il peut, par exemple, être incapable de prononcer la lettre *e* et capable de l'écrire, ou *vice versa*. Nous savons que l'aphasie peut être déterminée par des causes fonctionnelles, par exemple à la suite d'une forte émotion, lorsqu'on est rendu incapable de parler par la terreur, par la colère, par une grande joie ou une surprise[1]. L'aphasie provenant de l'hypnotisme paraît ressembler à cette variété plutôt qu'à celle qui se rencontre dans le cours d'une fièvre typhoïde ou dans certains troubles réflexes. Cette question mérite l'attention des physiologistes et son étude peut jeter une vive lumière sur certains états morbides relatifs à la parole. Pour en faire la distinction il n'y a rien qui soit plus difficile que dans l'état morbide, et cela exige par conséquent une analyse délicate. Le Dr Gowers fait observer le manque de faits et la surabondance des théories concernant ce sujet. Les expériences hypnotiques peuvent aider à augmenter les faits et à donner le bien ou le mal-fondé des théories[2].

[1] Le Dr Ireland (*op cit.*, p. 273) cite un cas de don subit de la parole sous l'influence d'une violente émotion. Un marchand bien connu de Londres avait un fils d'une huitaine d'années complétement muet, de telle sorte que l'on avait depuis longtemps renoncé à tout espoir de l'entendre jamais parler. L'enfant était intelligent et n'avait pas d'autre infirmité. Pendant une partie de plaisir sur la Tamise, le père étant tombé dans l'eau, l'enfant qui, jusqu'à ce jour, n'avait pas parlé se mit à crier : « Sauvez-le ! Sauvez-le ! » A partir de ce moment, il parla presque aussi bien que ses frères et il devint plus tard l'associé précieux de son père.

[2] Par la suggestion hypnotique on peut rendre la lecture impossible (alexie). On peut encore rendre le sujet incapable d'écrire (agraphie), incapable de se faire comprendre par signes (amimie). La possibilité de coudre, de dessiner, en un mot tous les actes peuvent être empêchés de la même manière. (Voir *Der hypnotismus*, par le Dr Moll, page 92, Berlin, 1889.)

Une violente émotion peut causer d'autres effets que
la perte momentanée de la parole. Le Dr Charcot [1] cite
le cas d'un individu intelligent qui, à la suite d'un violent accès de colère, perdit le souvenir des impressions
visuelles. Il pouvait voir les objets, mais tous lui
paraissaient étranges. Il ne reconnaissait pas ses amis,
et il ne se reconnaissait pas lui-même dans une glace.
Une atteinte dans certaines régions du cerveau, spécialement dans le lobe pariétal inférieur, peut amener
cette cécité psychique ou intellectuelle, et cet état peut
être exactement reproduit chez un sujet suffisamment
hypnotisable. Dans les deux cas il y a inhibition de
l'association entre les centres visuels et les centres
élevés de l'intelligence où réside la mémoire [2].

Que la suggestion agisse en mettant en inhibition
partielle ou totale les centres de la perception, cela
paraît facile à démontrer, mais nous ne pouvons pas
encore expliquer comment cela se fait. Dans les
expériences hypnotiques il y a largement matière à
erreur; mais, si l'on choisit des sujets d'une intégrité

---

[1] Cité dans la *Physiologie* de LANDOIS et de STIRLING.

[2] On peut également par la suggestion provoquer la perte totale
ou partielle ou l'atteinte de tous les sens spéciaux. Ainsi, par exemple,
le sujet peut être rendu incapable de percevoir l'odeur de la violette,
alors qu'il sentira les autres odeurs, il ne verra pas le rouge, et il
pourra cependant distinguer toutes les autres couleurs. Il est permis
de supposer que certaines cellules des centres corticaux de la perception évoluent d'une façon distincte pour résister au stimulus spécial
de certains bruits, de certaines odeurs ou de certaines couleurs, et
qu'il y a inhibition.

reconnue (les femmes hystériques et les jeunes garçons ne sont pas dignes de foi comme les ouvriers intelligents) et si on les laisse dans l'ignorance des phénomènes que l'opérateur désire obtenir, la simulation n'est presque pas à craindre. Une hallucination négative comme celle décrite page 162 est un état complexe que je ne peux pas expliquer comme certains l'ont fait en l'appelant un acte habilement joué. Il m'arrive quelquefois de soupçonner une simulation dont le patient n'a pas conscience, comme dans le cas de E. H..., qui, quand on lui dit qu'elle ne verra pas le Dr F..., évite avec soin de regarder de son côté et refuse de répondre s'il lui parle, sauf une fois qu'ayant l'air embarrassée elle lui répondit en regardant de mon côté. Elle m'affirma que le Dr F... n'était pas dans la chambre et qu'il avait été appelé par un malade; ce que précisément je lui avais suggéré dans le sommeil hypnotique. Je lui dis de voir le Dr F... Immédiatement elle tourna ses regards vers lui, et elle exprima sa surprise qu'il fût sitôt revenu. Mais le plus souvent le sujet est complètement effacé; on peut le percer ou le piquer sans qu'il ressente quoi que ce soit si l'on est censé invisible; cette invisibilité peut être poussée jusqu'à l'impossibilité pour le sujet de voir un objet qu'il tient à la main.

La suggestion seule suffit pour expliquer la réussite de l'expérience contrariante pratiquée sur un arithméticien de Paris; on lui dit que 2 et 2 font 5, et le lendemain en faisant ses comptes il obéit à cette insinuation avec un résultat surprenant.

La provocation par la simple suggestion de la pseudo-paralysie d'un membre est un phénomène curieux. Je peux dire à EF..., que j'ai souvent mise dans un état avancé de somnambulisme : « Vous ne pouvez pas remuer ce bras ou cette jambe, » et j'évoque si bien l'idée de l'impuissance que, pendant quelques, minutes le membre reste sans mouvement; si je réveille alors la sensibilité avec une épingle ou une aiguille, le membre reprend sa faculté de mouvement. Max Dessoir nous dit comment il arrive à influencer un facteur qu'il ne pouvait pas hypnotiser par la méthode ordinaire. Il l'engagea à faire le mouvement comme pour poinçonner les lettres, et quand il l'eut fait pendant quelques minutes: « Maintenant vous ne pouvez plus vous arrêter, » lui dit-il, d'une voix impérative. L'idée était fixée dans l'esprit de cet homme qui, en effet, ne pouvait plus s'arrêter. Pendant qu'il exécutait un acte devenu automatique, les centres supérieurs ne fonctionnaient plus, ils étaient facilement mis en inhibition et l'état hypnotique était alors provoqué par la suggestion.

Le cas de Mme M..., garde-malade dans un hôpital, est un cas à la fois typique et curieux. Elle fut d'abord hypnotisée par moi en octobre 1888, et depuis lors je l'ai hypnotisée fréquemment — une cinquantaine de fois — pour démontrer le plus souvent divers phénomènes à des amis médecins. C'est une personne peu instruite, mais naturellement habile; comme infirmière elle ne manque pas d'adresse. Elle arrive au somnambulisme avancé avec perte au réveil du souvenir de tout ce qui s'est passé dans le sommeil hypnotique. Comme elle se prêtait fort bien aux expériences, je la dressai à obéir à mes suggestions post hypnotiques; mais, une fois, elle se formalisa d'une remarque faite par un spectateur, et elle me dit qu'elle ne m'obéirait plus de cette façon. Depuis cette époque sa réponse était toujours *non* quand je lui disais de faire quelque chose au réveil, et ces sortes de suggestions n'étaient jamais exécutées. Au bout de quelques mois cependant je lui persuadai de cesser son opposition, et de nouveau elle accepta les épreuves auxquelles je la soumettais. J'estime, comme l'ont publié Binet et Féré dans quelques observations, que ce sujet croit absolument n'obéir qu'à sa propre initiative [1], et il a toujours quelque raison pour expliquer sa conduite. Si je lui dis, par exemple, de changer une lampe d'une table à une autre et que je lui demande pourquoi elle l'a fait, elle répond qu'elle pensait mieux s'éclairer ainsi, ou bien elle donne un tout autre motif non moins plausible. Personne n'est plus surpris qu'elle quand on lui dit qu'elle a tout simplement obéi à un ordre. Il en est de l'hypnotisme avancé comme des rêves; dans cet état aucun ordre donné ne paraît ridi-

---

[1] Le Dr Auguste Forel rapporte aussi la même expérience, *Der hypnotismus*, etc., page 31. Stuttgart, 1889.

cule et n'est presque jamais considéré d'une exécution impossible. Néanmoins la résistance de Mme M... à la suggestion semble montrer qu'un certain contrôle personnel persiste ; l'intelligence avec laquelle elle répond aux questions exigeant un certain calcul et un raisonnement, comme celle-ci : — « Quelle est la meilleure route pour aller à la ville ? Dans combien de temps irez-vous ? » implique un certain travail des facultés supérieures du cerveau.

Le Dr F..., médecin étranger d'une grande expérience, essaya d'hypnotiser ce sujet en ma présence. Sans qu'elle le sût, elle était protégée par moi qui, fréquemment, pendant qu'elle était en état hypnotique, lui avais dit qu'elle ne devait accepter que moi pour l'endormir. La tentative du Dr F... réussit à lui donner un certain malaise, mais non pas le sommeil jusqu'à ce que je lui dise qu'elle allait être influencée par le Dr F... L'embargo une fois levé, quelques minutes suffirent pour provoquer l'état habituel de somnambulisme profond, pendant lequel elle était anesthésique et insensible aux personnes qui l'entouraient. En ce moment je lui parle et elle ne me répond pas jusqu'à ce que le Dr F... lui dise de le faire, et alors elle répond immédiatement à mes questions.

On peut encore avec ce sujet obtenir un autre phénomène curieux, comme d'ailleurs avec beaucoup d'autres somnambules. On peut lui faire accomplir automatiquement un acte impulsif et le lui faire continuer par suggestion sans le secours de l'hypnotisme [1]. J'invite, par exemple, Mme M... à faire tourner ses pouces, et je lui dis qu'elle est incapable de cesser le mouvement. Malgré ses rires et ses protestations, quoiqu'elle paraisse être dans l'entière possession de ses facultés, elle ne peut cesser le mouvement que lorsque je l'y autorise.

Le Dr Ireland, dans son ouvrage sur le cerveau double (*op. cit.*), emprunte de nombreux cas au livre du Dr Edgar Bérillon. Cet auteur a certainement le courage de ses convictions, car, après avoir donné un certain nombre d'exemples de double action cérébrale, il rapporte des expériences qui pour lui démontrent la possibilité de produire cette double action par le moyen de l'agent hypnotique. Par exemple il parlera à l'oreille droite d'un sujet en état profond d'hypnotisme et lui fera la description d'une scène théâtrale amusante, tandis que par l'autre oreille il lui communiquera une histoire tragique. La face du côté droit exprime le sentiment du plaisir, et celle du côté gauche exprime en même temps la souffrance ou la terreur. Le Dr Bérillon défie qui que ce soit dans un état normal de santé, fût-il hystérique, de reproduire cette expression simultanée de deux émotions à la fois. Il en tire les conclusions suivantes : 1° que l'hypnotisme peut supprimer les nerfs moteurs

---

[1] Le Dr A. Moll (*op cit.*, p. 192, 193) croit qu'une telle obéissance implique généralement un léger degré d'hypnose, provoqué simplement par le commandement donné à un sujet susceptible.

et sensitifs d'un hémisphère; 2° qu'il peut donner à chacun des hémisphères un degré différent d'activité; 3° que les deux hémisphères possédant un degré égal d'activité, nous pouvons créer pour eux et dans le même temps des manifestations variant par leur siège, leur nature et leur caractère.

Le cas de Louis V... prouve qu'il est quelquefois possible d'effectuer le transfert de l'activité fonctionnelle d'un côté à l'autre du cerveau. On mettait facilement ce sujet en état d'hypnotisme, pendant lequel l'hémiplégie disparaissait et la marche se faisait naturellement. Pendant l'hypnose, il avait les yeux fermés comme dans le sommeil naturel; si l'on ouvrait par force l'un des deux yeux, le côté correspondant du corps tombait en catalepsie, et cette catalepsie se généralisait si les deux yeux étaient ouverts. Si dans l'état hypnotique on lui ouvrait l'œil droit au moment où il parlait ou au moment où il récitait, la catalepsie survenait du côté correspondant et de plus il devenait aphasique. Le médecin qui soignait ce malade, le Dr Jules Voisin, prétend que l'action d'ouvrir l'œil droit produisait un effet inhibitoire dans l'hémisphère gauche et par conséquent sur le centre normal de la parole. Quand l'œil était de nouveau fermé, le sujet reprenait la conversation commencée ou continuait à réciter. Si on lui ouvrait l'œil gauche dans son état prime, on n'observait aucun effet sur la parole, mais à l'état second, pendant lequel son langage et sa manière d'être étaient extrêmement enfantins, il suffisait d'ouvrir l'œil gauche pour arrêter sa conversation, tandis que l'ouverture de l'œil droit ne produisait rien. D'après la théorie du Dr Voisin, fortement appuyée par les docteurs Burot et Bourru, ces faits démontrent que les centres de la parole ne sont pas les mêmes dans les deux hémisphères. A l'état prime Louis V... se sert de l'hémisphère gauche, à l'état second de l'hémisphère droit, et comme ce dernier est moins développé, il en résulte, pendant sa prépondérance, un caractère imparfait de la parole.

Le Dr W. Ireland [1], dans son excellent volume traitant des essais sur les conditions mentales anormales, donne quelques exemples intéressants de double conscience survenant dans le cours d'une maladie consécutive à un empoisonnement. Il parle des mangeurs de haschish qui sont quelquefois conscients d'une double individualité, et il cite le cas célèbre d'un portefaix adonné à la boisson qui, à l'état normal, ne savait plus l'endroit où il avait laissé ses paquets, et ne se le rappelait que lorsqu'il était de nouveau intoxiqué ; le cerveau de cet homme reprenait alors son état spécifique tel qu'il était au moment où il avait laissé les paquets. Le Dr Ireland fait encore mention d'un individu atteint d'une grave maladie et qui avait le sentiment de sa double personnalité ; il y avait en lui deux êtres distincts, l'un souffrant et l'autre compatissant à cette douleur.

[1] *Maladies du cerveau.* Édimbourg, 1885.

Le cerveau est, d'ailleurs, un organe double au point de vue anatomique comme au point de vue physiologique et, quoique dans la vie normale les deux hémisphères soient fonctionnellement associés de telle sorte qu'ils agissent comme s'il n'y en avait qu'un, les cas pareils à ceux que je viens de citer semblent montrer que le plus grand nombre des observateurs sont d'accord pour admettre que dans certaines conditions l'association peut être rompue et qu'un côté peut agir indépendamment de l'autre. Dans certains cas de folie on a vu des malades répondre aux questions qu'ils se posaient eux-mêmes, comme s'ils avaient deux intelligences distinctes ; le Dr Ireland suppose qu'en pareil cas les deux hémisphères agissent alternativement, et il ajoute que ces faits peuvent servir à expliquer certains cas d'hallucination et de possession d'esprit.

L'hémisphère gauche est généralement plus développé que le droit parce qu'il sert davantage ; chez les gauchers, c'est le contraire. Toutefois, quoique ce soit ordinairement la moitié du cerveau qui entre en jeu pour certaines actions, nous pouvons, lorsque c'est nécessaire, dresser à l'action la moitié négligée quand l'autre est malade. C'est ainsi que s'expliquent ces curieux exemples d'oubli de la première éducation à la suite d'une maladie ; le malade a beaucoup de peine à apprendre de nouveau, à redresser son cerveau, ou plutôt cette portion dont il ne s'était presque jamais servi jusque-là. La suggestion hypnotique employée avec circonspection peut être d'une grande utilité dans ce dressage.

La dissociation des deux côtés du cerveau et le transfert de l'influence prépondérante de l'un à l'autre semblent nous expliquer d'une façon satisfaisante un grand nombre de phénomènes observés dans l'hypnotisme avancé. Mais il n'est pas si aisé d'attribuer à cette dissociation et à ce transfert la thérapeutique et les autres effets remarquables à un moindre degré de l'influence hypnotique dont se contentent les praticiens de l'École de Nancy. Au fur et à mesure que nos connaissances s'étendent, les théories physiologiques changent, et quand elles sont reconnues erronées, elles sont abandonnées ; leur discrédit entraîne celui de la pratique qui reposait sur elles. Dès lors, pour éviter le simple empirisme, on ne fait pas mieux de donner une trop grande importance à une théorie qu'on ne connaît pas et qui a la prétention d'expliquer la suggestion hypnotique. Dans peu d'années une vive lumière éclairera certainement ce sujet.

CHAPITRE VII

Réalité des phénomènes hypnotiques. — La simulation en est une démonstration. — Moyens pratiques à employer dans l'hypnotisme médical. — Absence de tout élément personnel dans le traitement de Nancy. — Méthode de fascination. — Succès de Voisin dans les cas de démence. — Opinion de Forel sur ce traitement. — Le meilleur hypnotisme est celui qui est appliqué par le médecin de la famille. — Quelques conditions morbides bénéficiant de l'hypnotisme. — L'éducation médicale est essentielle pour réussir. — Adjuvants de l'hypnotisme.

A celui qui a foi dans la valeur scientifique et thérapeutique de la suggestion hypnotique on objecte parfois, comme cela arrive quelquefois, que tout le système repose sur l'erreur et sur une fausse interprétation. Les sceptiques que nous rencontrons se divisent naturellement en deux classes : ceux qui nient absolument l'existence de l'état hypnotique ou affirment que sa production est tellement rare qu'elle mérite à peine l'attention ; et ceux qui, tout en reconnaissant la réalité de cet état psychique, refusent de croire à son utilité comme agent médicamenteux.

Les premiers vont en diminuant et s'inclineront bientôt devant les démonstrations nombreuses et grandis-

santes d'hommes tels que Charcot, Richet, Hack Tuke,
Moll, Heindenhain, Myers, etc.

L'attitude des derniers est compréhensible et, en
vérité, naturelle. Il est juste que ceux qui ont la garde
de la santé publique exercent un scepticisme salutaire et
demandent des preuves convaincantes avant de donner
leur approbation à un traitement de ce genre et avant
de l'admettre dans leur pratique.

Les travaux d'observateurs et de cliniciens tels que
Bernheim et Liébeault à Nancy ; Voisin, Bérillon et
Luys, à Paris ; Schrenk-Notzing, à Dresde ; Van Renterghem et Van Eeden, à Amsterdam ; Albert Moll, à
Berlin, etc., seront bientôt une preuve de cette nécessité thérapeutique, si ce n'est pas déjà fait, et nous verrons la suggestion hypnotique prendre sa place dans
l'arsenal de tout médecin malgré les difficultés jetées
sur sa route par le charlatanisme et les imposteurs
passés et présents.

L'argument *ad hominem* le meilleur, comme nous le
dit Richet[1], est assurément d'en faire usage. Comme
les médecins sont souvent d'excellents sujets, j'ai eu
souvent la bonne fortune de convaincre un ami et en
même temps de soulager un malade en mettant un
membre de notre profession dans l'un des degrés de
l'état hypnotique.

J'avoue que la simulation et l'imposture se rencon-

____

[1] *L'homme et l'intelligence.*

trent fréquemment dans les représentations publiques ;
toutefois, comme le remarque le Dr de Wateville, il est
plus facile de trouver un sujet réellement sensible que
de s'embarrasser d'un compère. Ceux qui travaillent en
public ont généralement le soin d'avoir avec eux quelques sujets qu'ils ont fréquemment hypnotisés et bien
préparés pour les expériences.

Je veux bien admettre que le désir de plaire et de se
rendre intéressant, surtout chez nos malades de l'hôpital, est une cause puissante de simulation volontaire ou
involontaire. Mais dans la pratique privée et avec des
malades intelligents la simulation est un épouvantail
dont nous n'avons pas besoin de nous préoccuper. Avec
l'expérience vient l'habileté à découvrir la fraude ; le
praticien hypnotiseur [1] est sur ses gardes et reconnait
très vite les moindres signes de simulation. En effet,
régulièrement le sujet est plutôt plus que moins influencé qu'il ne le suppose. Fréquemment il dira qu'il
n'a pas du tout perdu le contrôle de ses pensées et de
ses actes, et il sera surpris de voir qu'il ne peut pas
ouvrir les yeux ou qu'il ne peut pas remuer le bras
suivant le commandement de l'opérateur. Les efforts

---

[1] Charcot a divisé un instrument d'une façon ingénieuse au
moyen duquel les tracés donnés par les mouvements involontaires
du bras dans la catalepsie simulée peuvent être comparés avec le
tracé très régulier et uni fait sur un cylindre tournant quand le
sujet est dans un état hypnotique vrai. Cette invention peut servir
à découvrir la fraude. (Voir les *Maladies du système nerveux*,
vol. III.)

qu'il fait pour ouvrir les yeux suffisent à caractériser le changement d'état. Au lieu d'employer le releveur de paupières, il fronce les sourcils et contracte énergiquement le front. Il ne réussit qu'après un grand effort et en ouvrant les paupières d'une façon particulièrement lente et pénible. Il en est de même si, après avoir été un peu plus influencé, on lui dit qu'il ne peut pas plier ou remuer le bras ; il fera de violents efforts, il contractera énergiquement les muscles et peut-être arrivera-t-il péniblement à exécuter en partie le mouvement dans la direction voulue.

Il est juste de se demander pourquoi le malade prendrait prétexte de l'hypnotisme plutôt que d'autres procédés médicaux. Quand nous donnons une prescription pour combattre une névralgie ou des douleurs rhumatismales, nous n'accusons pas le malade de simulation si, à son retour, il nous dit que la mixture ferrugineuse ou le salicylate de soude l'ont soulagé ou guéri. Nous attribuerons plutôt ce bon résultat à notre médication et nous nous féliciterons du succès. L'épreuve thérapeutique est une épreuve correcte et excellente ; quand nous administrons un remède comme agent curateur il n'est ni nécessaire ni désirable de produire l'action physiologique, il n'est pas non plus besoin d'évoquer ou d'attendre les phénomènes du grand hypnotisme dans le cas où nous l'employons comme remède. Il est important de connaître l'action physiologique d'un remède, car, sans cette notion, l'usage que nous en ferions serait empirique. Quand on est familiarisé avec les phénomènes de l'hypnotisme avancé on a la clef de l'action de la suggestion comme dans les phénomènes qui suivent l'administration du poison nous trouvons la clef de l'action du remède.

La méthode que j'adopte habituellement pour produire l'état hypnotique est celle pratiquée par Liébeault ; c'est la plus facile et la plus rapide. Le traitement est psychique ; si l'on veut réussir, il faut surveiller attentivement les détails. On n'arrivera jamais à hypnotiser le malade s'il existe chez lui une idée qui s'y oppose comme la crainte, ou bien s'il tourne la chose en ridicule ou s'il a contre elle une hostilité arrêtée, ou s'il éprouve un certain malaise physique. Le malade doit avoir l'esprit tranquille, une position convenable, et tout autour de lui doit favoriser le sommeil ordinaire. Il est quelquefois très utile d'hypnotiser un ou deux sujets en présence du débutant, aussi bien pour exciter sa faculté d'imitation que pour dissiper la sensibilité nerveuse qu'il peut avoir. De plus, pendant toute la durée de l'opération, la présence de quelques amis est indispensable.

Le malade repose commodément sur un lit ou dans un fauteuil, et je me tiens debout ou assis à côté de lui. Je mets d'abord deux doigts à une distance de ses yeux d'environ deux pouces, sous un angle tel que son regard se porte en haut dans une direction forcée. Je l'engage à fixer fortement l'extrémité de mes doigts et à isoler son esprit autant que possible. Quand il est resté ainsi une demi-minute, sa physionomie subit un changement : la face prend un air étonné, la pupille se contracte et se dilate à plusieurs reprises et les paupières se contractent spasmodiquement. Ces signes indiquent un commencement de l'état psychique attendu. Si les paupières ne se ferment pas spontanément, je les ferme doucement et le progrès du sommeil est généralement aidé par la suggestion verbale, comme ceci : « Vos yeux deviennent pesants ; ils deviennent de plus en plus pesants ; mes doigts vous paraissent indistincts (ceci lorsque la pupille se dilate ou se contracte) ; vos membres s'engourdissent, vous dormirez dans cinq minutes ; maintenant dormez ». Il est quelquefois utile de poser la main doucement mais sans hésitation sur la tête.

Dans les cas ordinaires l'opérateur s'apercevra que l'état hypnotique a été amené par cette méthode dans l'espace de deux à trois minutes, et il peut alors s'assurer du degré obtenu. Cela dépend presque entièrement du tempérament du sujet, et j'estime qu'il est impossible de savoir à l'avance le degré d'hypnotisme qui peut être obtenu chez une personne non encore hypnotisée. Je ne pratique pas de suite la suggestion, je frotte légèrement l'épigastre, et je suggère une sensation de chaleur dans cette région, un sentiment général de bien-être et un réveil agréable. Au bout de quelques minutes je dis au malade qu'il a assez dormi,

qu'il peut ouvrir les yeux et je l'engage à se lever. Le
plus souvent il obéit immédiatement, il dit qu'il se sent
bien remis et tout à fait à l'aise. Je lui demande ce
qu'il se rappelle de ces quelques minutes de repos ;
généralement il répond qu'il a tout entendu, mes
paroles aussi bien que le bruit qu'on peut avoir fait
autour de lui, mais il ajoute qu'il se sentait dans l'impossibilité de remuer ou de parler jusqu'au moment
où je lui ai dit d'ouvrir les yeux. Il a très bien senti la
sensation de chaleur provoquée par la suggestion et
par une légère friction sur l'abdomen, et cette sensation persiste habituellement pendant plusieurs heures.
Il est complètement réveillé et entièrement revenu à
lui avant de quitter la maison.

La sensation de chaleur est un symptôme important.
Quand il peut la produire chez un malade justiciable
de cette méthode, le D'Liébeault est absolument sûr du
résultat. Les magnétiseurs attribuent naturellement
cette sensation au passage du fluide magnétique de
l'opérateur au patient, mais elle dépend plutôt de la
stimulation faite par la suggestion sur les centres
vaso-moteurs et d'un apport plus considérable en cet
endroit de sang et de fluide nerveux. La sensation de
froid peut souvent être substituée par la suggestion à
la sensation de chaleur, ainsi que je l'ai observé dans
les cas d'ulcère gastrique ou de congestion cérébrale ;
en pareil cas l'action physiologique est probablement
renversée. La suggestion sans contact suffirait certai-

nement pour produire cette action locale ; toute friction avec un livre ou n'importe quel objet aurait sûrement le même résultat qu'avec la main.

A la deuxième visite, le malade entre habituellement dans l'état hypnotique d'une façon plus rapide avec un degré généralement plus avancé. On peut alors pratiquer les suggestions thérapeutiques, ou, si l'on veut, on s'assure de l'étendue de l'influence hypnotique. On y arrive généralement en faisant d'abord lever le bras à un certain angle du corps et en recommandant au malade de rester ainsi. Si l'on a atteint l'état cataleptique, le bras devient raide et rigide dans cette posi_tion qu'il conserve pendant un temps indéfini suivant le développement musculaire du sujet. Si le bras n'a aucune tendance à tomber, on lui imprime un mouvement de rotation, et on dit au malade de continuer ce mouvement. Si l'hypnotisme est au troisième degré, le malade ne s'arrêtera que lorsqu'on lui en donnera l'ordre. Les épreuves de somnambulisme peuvent alors être appliquées. La première consiste à parler au malade et à obtenir une réponse. On dit alors à une autre personne de lui adresser la parole ; si les questions posées restent sans réponse, c'est que le sujet n'est évidemment en rapport qu'avec l'opérateur, et l'on peut essayer les autres épreuves, comme celle de chatouiller les narines avec une plume, pour démontrer l'existence de l'anesthésie et prouver l'étendue du somnambulisme. Enfin, si toutes les épreuves confirment

11

le somnambulisme, on peut alors faire les suggestions hypnotiques. On invitera, par exemple, le sujet à s'asseoir sur une chaise, à ouvrir un livre à une certaine page, à écrire une phrase en omettant une lettre spécifiée. Les hallucinations négatives, les illusions des sens, etc., peuvent aussi être suggérées. J'ai à peine besoin d'insister pour dire que toutes ces expériences ne sont pas admises sans le consentement préalable du malade et la présence de ses amis.

L'hypnotisme, je l'ai déjà dit, n'est qu'une préparation psychique ou un adjuvant de la suggestion. Cet état obtenu, il reste à appliquer le traitement. Les suggestions varient avec la nature de la maladie à soigner. Si le principal symptôme est une céphalalgie, la tête est légèrement frictionnée pendant que l'on suggère que la douleur disparaît et qu'elle ne reviendra pas. Si c'est une sciatique, on fait les frictions le long du trajet du nerf, et l'on suggère la chaleur à la place de la douleur. Si c'est une insomnie, on provoque le besoin de dormir à tel moment, et un sommeil qui durera toute la nuit. Si c'est une constipation, on suggère une garde-robe à une heure fixe, par exemple après déjeuner. Dans le traitement des affections rhumatismales, on frictionne avec soin les parties douloureuses et l'on fait mouvoir les jointures et les muscles. Dans la neurasthénie et l'irritation spinale, on frictionne et l'on pétrit la colonne vertébrale. Dans les cas d'aménorrhée, on suggère l'arrivée des menstrues à l'époque attendue.

Dans les cas d'affection mentale, comme la dipsomanie, on suggère le dégoût de toute liqueur exci-
tante, l'absence du besoin de boire, et en même temps
le contrôle de soi-même et le désir de guérir. Avec du
tact et de la patience, le médecin arrive à appliquer
les suggestions qui conviennent, et à reconnaître si la
maladie rentre dans le cadre de la méthode.

Les résultats sont souvent plus prononcés et plus
rapides qu'avec tout autre traitement, et il arrive que
le malade se réveille soulagé ou guéri d'une douleur
ou de la perte d'une fonction qui duraient depuis longtemps. Il est bon cependant que ni le malade ni le
médecin ne s'attendent à un trop grand résultat. Les
cures merveilleuses sont généralement de courte durée.
Il faut cependant constater une amélioration sérieuse
d'un jour à l'autre, et si, après quelques essais, il n'y
a pas de modification appréciable, je suis d'avis de ne
pas continuer un traitement qui peut être considéré
comme inefficace. Le Dr Liébeault n'accorde que
quelques minutes à chaque séance, mais il me semble
qu'il est bon, dans plusieurs cas, de garder le malade
pendant vingt minutes et plus, car il est permis de
supposer que pendant ce temps les suggestions se font
grâce à un état favorable du système nerveux [1]. Le

---

[1] Le professeur Wood, de Philadelphie, dans un article publié par
la *Lancette* du 11 janvier 1890, sur la suggestion hypnotique, qu'il
a récemment étudiée à Paris et qu'il a introduite dans son service
d'hôpital, semble croire que le sommeil hypnotique suffit souvent à

traitement sera répété à un intervalle qui ne doit pas dépasser deux ou trois jours, sans quoi une nouvelle rechute pourrait contrarier l'amélioration du début. -

Ce n'est qu'à la fin que je vois si l'amélioration est progressive ou la guérison durable. Mais beaucoup de malades sont portés à cesser le traitement dès qu'on a obtenu chez eux un certain progrès ; cette tendance doit être énergiquement combattue. Dans les cas d'affection mentale, il est absolument nécessaire d'avoir le malade en sérieuse observation pour le préserver d'une déception et d'une rechute. Je refuse maintenant de traiter ces malades, à moins que leurs amis ne soient aptes à les surveiller, et même lorsque la guérison paraît complète, j'estime qu'ils doivent revenir au moins une fois par an, afin de renforcer la suggestion.

J'ai l'habitude d'essayer trois ou quatre fois l'hypnotisation ; si je n'obtiens aucun effet, j'en conclus que le sujet n'est pas susceptible. A cet égard, j'avoue que je

---

lui seul pour donner la guérison, et il prétend que Bernheim se trompe en attribuant tout à la suggestion. Je crois, avec le Dr Wood, que dans certains cas d'hystérie et d'irritabilité nerveuse le repos physiologique, dont le malade jouit pendant l'hypnose, est un facteur puissant et quelquefois suffisant dans la guérison ; mais il est impossible, dans ce cas, d'éliminer l'action curative de la suggestion, car alors même que le médecin ne l'emploie pas, le malade y supplée par une autosuggestion. La remarque du Dr Wood que l'atmosphère des hôpitaux de Nancy et de Paris est *chargée de foi* s'applique, heureusement, à tous les établissements où l'on recherche la guérison. A Londres, en ce moment, nous n'avons pas l'avantage de cette condition météorologique ; malgré cela les résultats que nous obtenons sont satisfaisants.

ne partage pas la confiance et la patience du Dr Moll qui semble croire que d'une manière ou d'une autre on peut arriver à hypnotiser n'importe qui. Il dit qu'il lui est arrivé d'essayer quarante fois sur un malade ! Cette expérience démontre à la fois la confiance et l'entêtement du médecin comme du malade. J'ai eu l'occasion, dans certains cas spéciaux, d'essayer cinq ou six fois, mais j'ai remarqué invariablement que, si nul effet ne se produisait à la troisième séance, il fallait éloigner les tentatives, attendre pendant quelque temps. Les circonstances peuvent changer, et les essais suivants réussir. Il peut se rencontrer que le degré de l'hypnose ne soit pas le même. Ainsi, par exemple, j'ai hypnotisé M. R... en novembre 1888, et observé qu'il arrivait au quatrième degré ; cet homme était atteint d'une bronchite chronique, il était abattu, déprimé, sans énergie. Depuis, je n'ai pu l'endormir qu'au second degré ; en recouvrant la santé, il était devenu moins susceptible.

Pour ce qui est du talent personnel, je dois dire que le tact et la confiance sont les seuls éléments nécessaires. Les moyens varient avec les malades ; le ton impératif peut être nécessaire chez les uns, et contraire chez les autres.

Avec le temps et l'étude ces qualités se développent naturellement chez le médecin. D'après mon expérience, tout médecin peut, avec un peu de pratique, réussir à hypnotiser la majorité des malades. Il y a des individus que tout le monde peut hypnotiser, il y en a d'autres qui ne seront influencés par personne. Entre ces deux extrêmes, il y a une troisième classe d'individus moins importante, pour laquelle le succès exige de l'expérience et une certaine pratique, le traitement demandant beaucoup de temps et une grande patience. Des docteurs qui n'avaient aucune notion de l'hypnotisme, ils m'avaient vu hypnotiser deux ou trois malades, sont venus fréquemment chez moi, et tous sont arrivés à hypnotiser leur femme, leurs enfants, leurs domestiques : ils n'ont été arrêtés dans leurs succès que lorsqu'ils ont rencontré des sujets insensibles et demandant de grandes précautions. Le Dr Bernheim accuse dans sa clinique plus de 90 pour 100 de succès; les quatre cinquièmes de ses malades tombent dans le sommeil profond ou le somnambulisme, au lieu que dans la clientèle privée la proportion change d'une façon notable : le nombre d'influencés est à peu près le même, mais il y en a seulement un cinquième ou un sixième qui tombent dans le sommeil profond avec amnésie au réveil. Les Français semblent être plus susceptibles que les autres peuples; cependant Forel à Zurich, Yung à Genève, Moll à Berlin, Van Eeden et Van Renterghen à Amsterdam, et Wetterstrand à Stockholm obtiennent presque autant de bons résultats.

Voici les résultats de ma pratique :

Somnambulisme   32
Profond sommeil   35

Cette table n'a pas d'autre prétention que de donner le résultat de mon expérience personnelle ; toutes les classes de la société y sont représentées. Les Anglais de la classe ignorante ont pour ce traitement nouveau une méfiance invincible, aussi n'ai-je presque jamais réussi chez eux dans les établissements publics. Le plus souvent, quand j'ai obtenu du malade qu'il vienne chez moi, il m'a été facile de l'hypnotiser, et je suis sûr que, lorsque l'hypnotisme sera un traitement reconnu dans les hôpitaux, l'expérience anglaise ne différera pas sensiblement de celle de Nancy. Un de mes somnambules est un docteur fort occupé. Mon plus vieux malade était un gentleman de quatre-vingt-deux ans, qui tombait dans le deuxième degré, et fut guéri en peu jours d'une attaque de goutte sciatique, qu'il gardait toujours auparavant pendant des semaines. Je l'ai soigné pendant sept à huit ans ; on peut donc considérer ce cas comme une bonne épreuve thérapeutique. Mon plus jeune malade était un enfant de cinq ans, qui, dès la première séance, tomba dans le sommeil profond. La plupart de mes somnambules sont des femmes à prédisposition névropathique, mais peu d'entre elles ont eu une attaque d'hystérie ordinaire ; presque toutes sont des domestiques employées à de durs travaux et bonnes femmes de ménage. Parmi ces somnambules il y a cinq garçons ne présentant rien de particulier, et trois adultes dont l'habileté et l'intelligence sont plutôt au-dessus qu'au-dessous de la moyenne. Ceux qui dormaient profondément étaient généralement des épileptiques ou des individus d'un tempérament phlegmatique. Je n'ai jamais vu l'hypnotisme médical donner lieu à de mauvais symptômes, ce qui d'ailleurs me paraît absolument impossible lorsqu'on prend les précautions et la douceur ordinaires.

Je suis entièrement sûr que l'opération n'a eu aucune autre influence sur mon malade que celle que je lui ai suggérée et qu'il a lui-même voulue. Le traitement de Nancy est essentiellement impersonnel, c'est le malade qui s'hypnotise lui-même sans la suggestion et la direction du médecin ; l'effet curatif obtenu est le résultat de la concentration directe du malade sur ses facultés et ses fonctions. Le somnambule, à la suite d'une fréquente application de l'hypnotisme, peut être poussé à commettre des actes insensés ou même criminels, mais chez un sujet ordinaire aucune suggestion ne sera suivie d'effet à moins qu'elle soit conforme à sa volonté. Si, par exemple, on met à un certain degré d'hypnose, voisin du somnambulisme, un individu qui a forte-ment renoncé à l'alcool et qu'on lui suggère de boire du brandy, la suggestion sera sans effet, elle ne provo-quera que de l'indignation et du dégoût. Quoique opposée à ses inclinations, il est possible de faire exécuter à un somnambule, même dès le début, une suggestion semblable, mais il est généralement nécessaire de vaincre sa résistance et de faire disparaître son individualité avec beaucoup d'insistance.

Si la méthode dont je parle pour produire l'hypnose échoue ou perd son effet, je la modifie. Au lieu de lui faire regarder les doigts, je dis au malade de fixer un disque ou un coin en métal brillant, ou bien je lui frictionne légèrement la tête pendant que son regard est fixé sur un objet éloigné. Il arrive quelquefois que la suggestion verbale tient le malade éveillé au lieu de produire le sommeil. On choisira la méthode suivant l'idiosyncrasie du malade.

Dans la pratique médicale ordinaire, j'estime que la méthode de la fascination est inapplicable et répréhensible, parce qu'elle introduit dans l'opération trop d'élément personnel et qu'elle entraîne un état d'automatisme complet, dans lequel le *moi* du sujet ou sa personnalité n'existe plus (Binet et Féré). Pour cela, on fixe énergiquement les yeux du malade à une distance de cinq pouces et en tenant en même temps les mains. En quelques minutes la face n'a plus d'expression, le sujet ne voit que les yeux de l'opérateur, brillants d'une manière intense, et vers lesquels il se sent attiré comme une épingle vers un aimant.

Voisin adopte cette manière de faire chez les idiots et réussit parfois lorsqu'il a échoué avec toutes les autres méthodes. D'ailleurs, en pareil cas, tous les moyens sont permis, car, grâce à l'hypnotisme et à la suggestion, il a réussi à couper court à des attaques de manie, et à guérir des aliénés rebelles à tout traitement.

La pratique du Dr Voisin demande quelques mots d'explication. Beaucoup d'observateurs prétendent que la suggestion hypnotique étant surtout un traitement psychique, elle exige pour réussir un état sain des centres cérébraux, et est par conséquent inapplicable chez ceux qui sont malades. Il est certainement bien difficile d'hypnotiser les aliénés, qu'ils soient maniaques, déments, mélancoliques ou idiots. Néanmoins Voisin prétend y être arrivé dans les 10 pour 100 des cas. Il faut dire que son énergie physique, son enthousiasme et sa patience le rendent capable de faire ce que peu de personnes oseraient tenter. Il sacrifiera une heure par jour pour hypnotiser un malade, et il se sentira largement récompensé si après vingt séances il obtient une amélioration ou une guérison. Lorsqu'il lut ses obsertions devant l'Association médicale britannique à Leeds, en 1889, les auditeurs ne pouvaient pas comprimer l'étonnement que leur inspirait cette méthode et ces résultats. Le Dr Voisin a publié de nombreux travaux dans d'autres branches de la science médicale qui sont très estimés, son service de la Salpêtrière est ouvert à tout le monde; il n'est donc pas permis de douter de son témoignage.

Personnellement j'ai obtenu une légère amélioration

dans deux ou trois cas de mélancolie, et j'ai plusieurs exemples de modification très faible dans des cas de trouble et d'hallucinations datant de longtemps. Chez un garçon qui avait un développement tardif du cerveau, j'ai constaté un changement considérable, mais généralement, dans les affections mentales, je n'ai presque jamais obtenu qu'une influence hypnotique à peine notable.

Le Dr Forel, de Zurich, dit qu'il arrive à hypnotiser plus de 10 pour 100 des idiots enfermés dans l'Asile public dont il a la direction, mais il accuse une grande déception dans le résultat (*op. cit.*). Il a été souvent incapable de faire disparaître une idée fixe, même chez les individus qu'il mettait dans un somnambulisme avancé, qu'il rendait anesthésiques et sensibles aux hallucinations négatives. Par exemple Mme A... croit-être Mme B... Elle était facilement hypnotisable, le Dr Forel lui affirma pendant qu'elle était en somnambulisme qu'elle était Mme A... et non pas Mme B... Elle se contenta de branler la tête et elle refusa, même dans cet état, de se défaire de son illusion. Le Dr Forel obtient, néanmoins, de bons résultats dans les cas de trouble mental d'origine émotionnelle et hystérique; c'est un fervent disciple de l'École de Nancy.

J'ai essayé un certain nombre de remèdes pour faciliter la production de l'hypnose dans les cas rebelles, mais ni les injections sous-cutanées de morphine, ni l'inhalation du chloroforme ou de l'éther, ni le cannabis indica, ni les bromures ne m'ont paru avoir un effet évident. L'hypnotisme, en effet, est un état psychique *sui generis*. Toutefois l'alcool semble prédisposer à l'hypnotisme et je crois qu'un sujet est plus susceptible après un bon repas qu'auparavant. L'hypnotisme pratiqué d'une certaine manière ne fatigue en aucune façon malgré la concentration de l'esprit de l'opérateur et la direction de sa volonté. Malgré son âge avancé et sa débilité, Liébeault parvient à hypnotiser une quarantaine de personnes dans une matinée. Les empiriques ont fait croire, dans un but intéressé, que l'hypnotiseur possédait une influence personnelle et une attraction magnétique, ce qui, d'ailleurs, répugnait à la plupart des gens, et c'est ce qu'ont formellement nié et réfuté les praticiens savants.

Dans les remarques précédentes je me suis efforcé de répondre aux nombreuses questions qui sont constamment faites relativement à la pratique de l'hypnotisme. J'ai répondu d'après mon expérience, et tout médecin peut en vérifier l'exactitude. Les cas décrits dans le chapitre suivant ne sont pas du tout exceptionnels, mais démontrent clairement l'utilité de la suggestion hypnotique dans la pratique ordinaire. Les résultats ne sont pas certainement meilleurs que ceux que pourrait obtenir tout médecin usant de la même méthode en se conformant à sa technique.

J'ai en ce moment plusieurs cas très intéressants présentant un caractère marqué de chronicité. Je citerai deux cas de paralysie infantile, l'un chez un garçon de huit ans, et l'autre chez une jeune fille de dix ans. Tous les deux sont considérablement améliorés, mais cette amélioration marche lentement. J'ai aussi un cas d'ancienne hémiplégie droite compliquée de troubles urinaires ; ce malade, âgé de cinquante ans, a son état général bien amélioré, mais il n'y a aucun changement notable dans les symptômes locaux depuis un mois de traitement. De pareils faits corroborent ma manière de voir, que le traitement doit être surveillé par un médecin sérieux et, non pas comme une spécialité par un hypnotiseur de profession. Ces cas demandent du temps ; le malade est porté à subir une longue série de visites d'un étranger, tandis qu'il lui serait aussi commode de voir son propre docteur tant qu'il serait nécessaire.

J'ai échoué dans un cas de paralysie du bras droit dépendant d'une sclérose spinale, et je n'ai pas eu plus de succès dans une ancienne hémiplégie droite, compliquée de contracture récente, chez un jeune homme de vingt et un ans, consécutive à une attaque de convulsions infantiles et dont le point de départ était une lésion cérébrale [1]. J'ai abandonné un cas de chorée con-

---

[1] L'amélioration que m'a donné la suggestion dans deux cas d'ataxie locomotrice m'a encouragé à essayer ce traitement dans les maladies organiques cérébrospinales. Les Drs Foulan et Segard, professeurs à l'École de médecine de Toulon, ont publié dans leurs *Éléments de médecine suggestive* des notes cliniques sur un cas de sclérose disséminée du cordon de la moelle. Le malade fut si bien amélioré par le traitement hypnotique que l'on

génitale. Il n'était pas possible de savoir si le malade,
un garçon de huit ans, peu intelligent, mais très rusé,
était réellement influencé ou s'il le prétendait seulement. Je ne peux pas dire grand chose de l'emploi de
l'hypnotisme dans l'épilepsie. Dans certains cas les
crises ont d'abord diminué de fréquence et d'intensité,
mais ensuite elles ont généralement repris leur allure
ordinaire. Il m'est arrivé cependant de faire cesser les
bromures, et j'ai remarqué que la suggestion hypnotique,
tant qu'elle était appliquée, rendait le malade capable de
se passer des remèdes. Dans les cas de bromisme ce
n'est pas là un mince résultat. J'ai essayé l'hypnotisme
comme adjuvant dans le bégaiement, mais je n'ai pas vu
qu'il eût une valeur appréciable. Il est probable que
chez les jeunes enfants le résultat serait différent si l'on
n'attendait pas que l'habitude devînt permanente et
fixe. Dans la mélancolie, au début, quand il existe une
grande dépression morale, la suggestion m'a été de
quelque secours, mais jusqu'ici il ne m'a pas été possible de noter le moindre résultat quand cet état datait
de longtemps. J'ai réussi plusieurs fois à écarter des

mit en doute l'exactitude du diagnostic, mais l'année suivante cet
homme revint à l'hôpital où il mourut de tuberculose aiguë. On fit
l'autopsie avec soin et l'on trouva de larges plaques de sclérose
principalement dans les cordons latéraux du côté gauche, ce qui
rendit extraordinaire l'amélioration obtenue. Comme le dit Bernheim,
il y a, sans doute, un trouble profond sympathique et fonctionnel
dans les centres et tissus voisins chez un grand nombre de malades
atteints d'affection cérébrospinale, et c'est là qu'agit la suggestion.

idées fausses, comme dans le cas de ce gentleman qui était saisi de peur lorsqu'il entrait dans une chambre obscure. Cette frayeur provenait d'histoires terrifiantes d'esprits qu'on lui avait racontées dans son enfance. Il arrive fréquemment que les idées fixes ont leur source dans une suggestion faite dans le premier âge; elles cèdent facilement à la contre-suggestion. L'hypnotisme offre de curieuses histoires. On m'a raconté l'histoire d'un gentleman, âgé de cinquante ans, qui, pendant trois ans, a été atteint d'une antipathie singulière, moitié mentale, moitié physique. Il ne pouvait pas rester dans la chambre avec son plus jeune fils, un garçon de douze ans, vif et intelligent, par suite d'un sentiment d'inquiétude qui s'emparait de lui, suivie d'une rougeur de la face, d'un bruit dans les oreilles, d'un trouble dans son esprit, et de palpitations de cœur. Il est parfaitement sain, il occupe une importante situation financière, et rien n'explique une pareille sensation [1], qu'il ne res-

---

[1] L'histoire qui suit relativement à ce cas ne manque pas d'intérêt. En décembre 1889, ce gentleman vint chez moi non pas comme malade mais pour accompagner une lady qui demandait à être hypnotisée. La lady était nerveuse et M. X... s'offrit pour servir d'expérience. A notre surprise il subit l'influence soporifique et il tomba au second degré du sommeil hypnotique, après avoir fixé pendant quelques minutes un disque brillant que je lui tenais au-dessus des yeux. Je pus immédiatement pratiquer les suggestions pour combattre son idée fixe. Il se trouva moins incommodé que d'habitude par la présence de son fils ce même soir, et dans la suite je n'eus aucune difficulté pour l'hypnotiser. Aujourd'hui, après 20 séances, il peut rester dans la chambre avec son garçon pendant 2 heures sans souffrir, et je ne doute pas qu'il ne guérisse entièrement de son trouble après quelques séances de plus. L'idée morbide

sent qu'à l'égard de son fils. Je m'aperçus de suite qu'il n'était pas possible de l'influencer suffisamment pour vaincre cette idée fixe.

Dans un grand nombre de formes de troubles génito-urinaires j'ai trouvé dans la suggestion un auxiliaire précieux ; cela paraîtra tout naturel si l'on songe qu'en pareil cas les troubles fonctionnels sont multiples. Dans beaucoup d'affections de nature rhumatismale, l'effet du traitement hypnotique est à première vue surprenant. Il arrive fréquemment que l'on se rend maître de la douleur même dans les arthrites rhumatoïdes chroniques. Bon nombre de névralgies de nature rhumatismale cèdent à la suggestion qui modifie la circulation locale, surtout lorsqu'on y ajoute les frictions.

J'ai réussi deux ou trois fois à rompre sans douleur les adhérences d'une articulation enkylosée par le rhumatisme, articulation que je ne pouvais pas seulement toucher lorsque le malade était dans son état normal.

Dans quelques cas se rattachant à la chirurgie, comme l'ouverture d'un panaris ou d'un abcès, etc., l'hypnotisme

datait de 3 ans et allait en augmentant d'intensité jusqu'au moment où il a été hypnotisé pour la première fois. C'était une cause de souffrance sérieuse et de beaucoup d'ennui. J'avais essayé de l'influencer au moins 10 fois sans aucun résultat. J'attribue mon dernier succès à ce que son esprit n'était plus en garde. L'agacement nerveux, la résistance inconsciente qui avaient empêché tout effet hypnotique quand il vint comme malade n'existaient plus quand il se présente comme simple spectateur.

Les lecteurs de roman se rappellent que le Dr Oliver Wendell Holmes a savamment étudié une série de symptômes à peu près semblables, qui lui ont servi pour écrire sa nouvelle « A mortal Antipathy ».

peut servir de moyen anesthésique. On peut donc substituer avantageusement l'hypnotisme au chloroforme
dans certaines opérations où l'état du malade ou bien
le milieu dans lequel on opère rendent cette administration impossible[1].

Pour apprécier la valeur thérapeutique de la suggestion hypnotique, il ne faudra pas l'appliquer à la légère
et par hasard ; les effets finiraient par être désastreux
entre les mains des personnes dépourvues de titres
scientifiques.

Les médecins qui, dans leur pratique ordinaire,
emploieront la méthode de Nancy s'en trouveront bien
dans une foule de cas douloureux et désespérés.

Dans le monde médical on sait très bien qu'une
méthode est hautement prônée dans un endroit alors
qu'elle échoue ailleurs. Comme exemples probants nous
pouvons citer la méthode d'Apostoli dans l'application
de l'électricité pour le traitement des fibromes utérins, et
la suspension employée par Charcot contre l'ataxie
locomotrice. Les différences dans les résultats s'expliquent par la négligence de certains détails tech-
niques en apparence futiles.

Tous les praticiens de l'École de Nancy sont convaincus de l'efficacité de la suggestion hypnotique et de
l'importance absolue qu'il y a d'observer jusqu'aux

[1] On en a fait usage dans ce but dans les hôpitaux de Paris et
notamment dans un cas d'ovariotomie à l'Hôtel-Dieu.

moindres détails. Bernheim affirme, et Forel avec lui, que personne n'est autorisé à parler sur ce sujet à moins qu'il ne réussisse à hypnotiser au moins 80 pour 100 des malades. La suggestion hypnotique est un traitement psychique; pour en retirer des bienfaits il faut du tact, du jugement, des connaissances médicales et savoir faire un diagnostic.

Le médecin de la famille est celui qui a le plus de chances d'employer utilement ce mode de traitement. Entre ses mains il n'y a pas à craindre l'abus qui résulte parfois de son usage trop étendu.

Note. — L'observation d'un savant critique de mes amis, le Dr B..., que j'ai fréquemment hypnotisé, ne manque pas d'intérêt. C'est un homme robuste de quarante-cinq ans, au teint brun et au tempérament lymphatique, quelque peu hypochondriaque, praticien habile et ayant du succès. C'est un sujet excellent; il est quelquefois influencé au troisième degré, d'autres fois au premier degré seulement de l'hypnose. Pour les degrés de Liébeault, voir page 165.

Quand on lui dit qu'il ne peut pas ouvrir les yeux, il ne fait aucune tentative pour les ouvrir, et si on l'invite à essayer, alors il le fait de cette manière défectueuse que j'ai déjà décrite. En employant un grand effort, il est généralement capable de mouvoir ses bras malgré ma défense, mais la force dépensée est évidemment tout à fait hors de proportion avec le résultat obtenu. Dans l'état hypnotique il se sent absolument tranquille et au repos, si on l'engage à agir, il fait la réflexion suivante : — « Je peux tout ce que vous voudrez, si je fais tant que de l'essayer, mais je ne veux pas troubler ma tranquillité .» Quand je lui dis qu'il ouvrira les yeux et qu'il sera tout à fait réveillé quand je dirai quinze, il s'applique à ne pas obéir, et cependant quand j'arrive au nombre quinze il ne peut pas s'empêcher d'être tout à fait réveillé. Après lui avoir enlevé une douleur réelle, une névralgie occipitale par exemple, j'ai fréquemment, sur ce même sujet, provoqué par la suggestion une douleur que j'ai localisée dans un œil et à l'index. Le Dr B... éprouve fréquemment une sensation de pesanteur, d'engourdissement, de piqûres d'aiguilles et d'épingles dans un membre pendant quelques minutes, après que je lui ai dit que ce membre est fixe et qu'il ne peut pas le mouvoir.

Ce qu'il y a de curieux, c'est qu'après avoir été fréquemment hypnotisé cela ne l'empêche pas d'opérer sur d'autres avec succès et qu'il commence à employer la méthode de Nancy dans sa pratique. Dans ce cas comme dans tous les autres, j'estime que pour réussir il faut absolument l'aide du sujet. Je n'ai jamais pu provoquer sur lui le moindre effet pas plus que sur les autres lorsqu'il résistait sur ma demande ou qu'il était troublé par quelque émotion. C'est là un fait très important car il y en a qui prétendent qu'un sujet, quand il a été hypnotisé, est incapable de résister aux tentatives suivantes. Je ne parle ici que de l'hypnotisme médical. Dans quatre ou cinq cas difficiles, j'ai essayé l'inhalation du chloroforme pour produire l'hypnose ; je n'ai pas trouvé que ce moyen fût d'un bien grand secours. D'autres observateurs cependant ne sont pas de cet avis. Le Dr Abden Sanchez Herrero, professeur de clinique médicale à l'Université de Valladolid, fit une communication au Congrès sur l'hypnotisation forcée (*Comptes rendus*, page 212). Conformément aux expériences que faisait en même temps le Dr Rifat, de Salonique, il trouva qu'il y avait une courte période pendant l'inhalation chloroformique où le sujet est sensible à la suggestion comme dans le somnambulisme. Ce degré est, dit-il, à la fin de la période d'excitation et avant que commence celle du délire; cela ne dure qu'un instant, à peine quelques secondes. Le Dr Herrero a expérimenté sur six sujets, qui avaient absolument résisté à tous les essais d'hypnotisation répétés et longtemps continués. Il échoua dans les deux premiers cas, parce que, pensa-t-il, il laissa passer le moment favorable; mais, dans les quatre autres, il eut un plein succès, parce qu'il ne manqua pas la période précise de suggestibilité. Au premier, il suggéra que, le lendemain, il serait facilement hypnotisé par la méthode ordinaire, et en effet, ce sujet, qui, jusqu'alors, avait été rebelle, fut le lendemain matin hypnotisé en quelques minutes par la simple fixation des yeux. Aux trois autres malades, il suggéra une susceptibilité de jour en jour plus grande à l'action du chloroforme, et finalement la production de l'anesthésie et la perte de conscience sans le secours du remède. Dans chaque cas, il arrivait au résultat dans une semaine; il réduisait la quantité de chloroforme pour atteindre le point voulu, ce qui représente le somnambulisme hypnotique, et il réussissait par simple suggestion. Le Dr Herrero a poursuivi ses recherches, et il croit pouvoir affirmer que nous avons dans le chloroforme un aide qui nous permettra d'hypnotiser les sujets les plus rebelles ; il oppose cette méthode à celle suivie par le Dr Voisin, à la Salpêtrière, dans les cas de folie, méthode si fatigante et quelque peu rebutante. Cette communication explique la production de l'anesthésie dans le cas de M. Braine (cité page 11) et l'opinion de Bernheim qui prétend que l'action du chloroforme est singulièrement aidée lorsqu'on fait suivre l'inhalation de suggestions appropriées.

Et maintenant il est de mon devoir de mettre en garde contre l'idée qui va s'accréditant, que l'hypnotisme est une panacée contre l'ivrognerie. Je suis tout à fait convaincu de la valeur de la suggestion hypnotique *pour aider* à réformer le moral, mais tout autant qu'on s'en servira dans les asiles contre l'ivrognerie et les autres vices, car la suggestion a ses limites, et c'est par son emploi inconsidéré qu'on arrive à leurrer les malades et à faire du tort à la méthode.

Si nous considérons que l'hypnotisme ne fait qu'augmenter dans une notable proportion l'influence de la suggestion sur les fonctions du corps et les dispositions particulières de l'esprit, nous comprendrons combien doit être limité son but curatif dans les conditions pathologiques et autres, et combien il est illogique d'attendre de lui seul des miracles, quand il s'agit de corriger des habitudes vicieuses. En admettant que le malade ait conservé un certain degré de contrôle sur lui-même, et qu'il ait un vif désir de guérir, il est possible que le succès résulte de l'emploi de la suggestion hypnotique, alors même que le malade continue à vivre dans un milieu défavorable. Dans de pareilles condi-

tions, je sais que des cabaretiers ont guéri tout en restant à leurs affaires, et que des soldats ont guéri aussi
sans quitter leur régiment. Mais je considère ces
exemples comme exceptionnels, et dans le cas de dipsomanie ancienne et héréditaire j'estime qu'une condition
essentielle de succès, c'est l'éloignement de toute tentation.

Après une période de traitement qui varie suivant les
cas, on obtient une nouvelle personnalité ou une nouvelle conscience, et le malade peut rejoindre son milieu
et ses amis à l'abri de toute rechute possible. Le temps
nécessaire pour restreindre ou cesser l'observation du
malade est de trois à six semaines. Après ce laps de
temps, on le tiendra surveillé au moins pendant un an,
et la suggestion sera renouvelée de loin en loin pendant
ce temps. Il n'est nullement nécessaire que le malade
sacrifie une partie de ce temps dans un asile quelconque si, par les parents, les amis et les gens qui le
servent, on peut exercer sur lui un contrôle suffisant, et
le tenir en observation. Nous ne devons pas oublier que
dès l'abord tout lieu public a sur lui une action suggestive qui le pousse à boire, et que tout gai compagnon éveille une association d'idées en rapport avec
l'ancienne passion et en contradiction avec les suggestions que nous nous sommes efforcés d'implanter.

J'ai été conduit l'an dernier à entreprendre la cure
d'un médecin dont l'entourage était extrêmement défavorable. Le malade accusait un grand désir de guérir
et était un sujet très hypnotisable. Tout le monde sait
que les dipsomaniaques sont portés au mensonge; aussi
dans peu de jours il me fut facile de constater que les

protestations de ce malade étaient fausses, et qu'il n'avait fait aucun effort pour éviter la tentation, et qu'au contraire il avait écouté ses penchants. Dans de telles circonstances le traitement n'a aucune chance de succès; aussi, voyant qu'il se refusait à toute contrainte, je me suis vu obligé de l'abandonner.

Dans un autre cas, qui s'est terminé par la guérison, le gentleman eut une rechute à la fin d'une semaine parce qu'il avait été insuffisamment préservé de sa tentation. Il m'avoua de suite sa faute et m'expliqua la difficulté qu'il avait éprouvée à agir contre la suggestion hypnotique, et à prendre le premier verre d'alcool. C'était, dit-il, une lutte réelle entre l'ancienne et la nouvelle conscience, lutte dans laquelle cette dernière succomba ce jour-là. Après un mois de traitement hypnotique il me parut aguerri contre toute tentation, et je pus sans crainte lui donner toute liberté. Le traitement date maintenant d'une année; le malade continue à s'abstenir; il est venu quatre ou cinq fois pour renouveler et renforcer les suggestions contre ses habitudes alcooliques.

Les observations qui précèdent font beaucoup espérer du traitement de la morphinomanie par la suggestion hypnotique. C'est un fait reconnu que cette passion atteint plus fortement l'organisme que l'alcoolisme, et que, de plus, les morphinomanes sont encore plus portés au mensonge que les buveurs. Dans l'emploi de ce traitement, il est dès lors nécessaire d'avoir toujours le malade en sérieuse observation, et de l'hypnotiser jusqu'au degré le plus avancé possible, afin que la suggestion puisse avoir tout son effet.

CHAPITRE VIII

1re Partie. — Observations de cas traités avec succès par
l'hypnotisme et la suggestion, empruntées aux auteurs
étrangers : 1° hystérie grave; 2° aphonie hystérique;
3° chorée; 4° hystérie; 5° pseudo-paralysie; 6° crampe
d'écrivain; 7° rhumatisme; 8° rhumatisme articulaire;
9° névralgie de la 5e paire; 10° sciatique; 11° incontinence
nocturne; 12° aménorrhée; 13° ménorrhagie; 14° hémiplégie partielle; 15° hypochondrie: 16° manie puerpérale;
17° hystérie et abus de chloral; 18° dépravation morale;
19° névralgie et hémiplégie; 20° céphalalgie et dyspepsie;
21° alcoolisme chronique; 22° neurasthénie et manque de
salive; 23° accouchement par l'hypnotisme; 24° perte de la
parole datant de huit ans.

2e Partie. — Observations de cas traités par l'auteur :
1° insomnie; 2° neurasthénie; 3° crampe d'écrivain; 4° tabes
dorsalis; 5° torticolis; 6° céphalalgie traumatique; 7° diarrhée chronique; 8° éternuement paroxystique; 9° constipation chronique; 10° névralgie sus-orbitaire; 11° irritation spinale; 12° trouble fonctionnel du cœur; 13° symptômes dépendant d'une maladie organique du cœur; 14° incontinence nocturne; 15° sciatique goutteuse; 16° rhumatisme chronique; 17° dyspepsie nerveuse; 18° aménorrhée; 19° dysménorrhée fonctionnelle; 20° troubles
puerpéraux; 21° dipsomanie; 22° état moral; 23° mélancolie au début.

Dans ce chapitre, je me propose de donner un extrait
des cas traités avec soin par la suggestion hypnotique.
Ces cas sont empruntés aux écrits du professeur Bern-

heim et à ceux d'autres auteurs. Je ne donne souvent qu'un simple abrégé.

Premier cas. — *Guérison en trois séances d'une hystérique dont les crises s'étaient aggravées depuis un an* [1].

Mme X..., âgée de vingt-six ans et mère de deux enfants, est une lady bien constituée et d'un fort tempérament. Jusqu'en 1885 elle n'a ressenti aucun symptôme hystérique ; à cette époque, elle eut une attaque provoquée par des difficultés domestiques, et depuis la moindre contrariété est la cause d'une crise nerveuse. Malgré cela, la bonne santé se maintient. Le Dr Bernheim fut consulté en octobre 1886. Les attaques avaient augmenté de fréquence et de gravité. Elles éclataient à peu près une fois par semaine et étaient suivies d'un sentiment général de faiblesse, de malaise et de constriction à la gorge. Après cela elle tombait dans un sommeil profond qui durait de dix minutes à une heure. Puis survenait un tremblement musculaire, augmentant d'intensité jusqu'à devenir des mouvements convulsifs alternant avec une rigidité générale, avec de l'opisthotonos, etc. Arrivée à ce degré, la crise se continuait par des marmottements, par des hallucinations, par des rires bruyants et des gesticulations. Cette attaque durait de une à deux heures et laissait après elle un grand épuisement et du malaise, avec oubli complet de tout ce qui s'était passé pendant la crise. Le Dr Bernheim fut consulté le

---

[1] Bernheim, *op. cit.*, p. 395.

19 octobre ; l'examen ne révéla rien dans les organes. Il l'hypnotisa, et tout de suite elle tomba dans le sommeil profond. Dans cet état, il lui suggéra que la maladie serait complètement guérie et qu'elle ne se reproduirait plus. Elle revint le 21 et le 23 octobre, et de nouveau elle fut soumise au traitement. Elle n'eut plus besoin dans la suite de nouvelles suggestions : la guérison était complète et les attaques d'hystérie totalement disparues.

DEUXIÈME CAS. — *Aphonie hystérique datant de deux mois, rapidement guérie par la suggestion*[1].

Mme C. L..., âgé de trente ans, est hystérique depuis son enfance. Le 15 janvier 1884, elle vint consulter le Dr Bernheim pour une aphonie datant de deux mois. M. Bernheim fit d'abord une application d'électricité à la gorge sur la partie externe, en affirmant que cette opération la guérirait. Comme elle ne fut suivie d'aucun effet, il hypnotisa la malade, qui, du premier coup, tomba en sommeil profond. Pendant qu'elle dormait, il lui suggéra le retour de la voix, mais au réveil il ne se produisit aucun changement. La seconde et la troisième séance restèrent également sans résultat. A la quatrième séance, le sommeil fut plus profond, et le Dr Bernheim réussit à lui faire dire qu'elle s'attendait à guérir dans huit jours [2], le mardi suivant. Il continua à l'hypnotiser

---

[1] BERNHEIM, *op. cit.*, p. 427.

[2] Il est souvent de la plus grande importance d'inviter le malade à fixer lui-même l'époque de sa guérison : l'idée s'implante plus fortement et se réalise généralement dans les cas d'hystérie. D'ailleurs on doit chercher à obtenir le degré de sommeil le plus avancé possible.

tous les jours, et chaque fois lui fit répéter qu'elle serait guérie le mardi. Quand vint ce jour, elle était absolument inconsciente d'avoir fait cette prophétie, elle avait encore son aphonie ; elle fut hypnotisée comme d'habitude. Le D* Bernheim lui dit qu'elle parlerait à son réveil, et il insista fortement dans cette idée. Quand la malade se leva, elle dit d'une voix faible : « Je crois que je peux parler maintenant. » La voix devint graduellement plus forte, et le soir elle était revenue à son timbre normal. Le D* Bernheim cite d'autres cas de guérison d'aphonie hystérique ; dans la plupart des cas, cette guérison a été obtenue en une seule séance.

Troisième cas. — *Mouvements choréiques des mains, impossibilité d'écrire. — Guérison par suggestion hypnotique.*

Victorine A...., âgée de douze ans et demi, d'un tempérament lymphatique et de bonne constitution, était atteinte d'une hémichorée droite. Il paraît qu'à l'âge de quatre ans et demi elle aurait été prise de chorée généralisée à la suite d'une frayeur. La crise dut être forte, car la malade était incapable de marcher, de parler, et elle avait une grande difficulté pour manger. Elle resta ainsi pendant trois mois. A l'âge de sept ans et demi, elle eut une deuxième attaque du même genre. Dans l'intervalle des deux ans, elle eut ainsi une troisième et une quatrième attaque. A la cinquième, on l'amena chez le D* Liébeault pour être traitée. Le traitement commença le 27 mai, et ce jour-là elle eut sept crises très violentes. Le 28 et le 29, elle eut le même nombre de crises, et alors elle fut hypnotisée pour la première fois. Dans l'après-midi, elle eut deux attaques plus légères que les précédentes. Le 31 mai, elle fut de nouveau hypnotisée. Elle eut ce jour-là une attaque, et puis aucune jusqu'au 9 juin ; elle revint à cette époque pour être de nouveau soignée, parce qu'elle avait eu une rechute à la suite d'une peur. Il se rencontra que le professeur Beaunis fut là ; ce docteur invita la malade à signer son nom. Malgré tous ses efforts, la petite fille, très intelligente et très docile, ne put pas réussir à écrire une seule lettre lisible (Pl. I). Le Dr Liébeault l'hypnotisa et, pendant le sommeil, l'invita à écrire son nom. Elle l'écrivit sans hésitation et sans trembler, d'une façon lisible. On la réveilla, et de nouveau on l'engagea à écrire. De nouveau elle écrivit son nom sans difficulté et mit son adresse d'une manière lisible (Pl. 2). Le traitement fut continué pendant quelques jours, et la malade fut renvoyée parfaitement guérie.

Le professeur Beaunis dit que ce fait n'a pas besoin de commentaires. Pour tout esprit non prévenu, l'inspection de l'écriture de la jeune fille vaut mieux que toutes les considérations possibles[1].

QUATRIÈME CAS. — *Hystérie. — Insomnie. — Perte d'appétit. — Tremblements. — Dépression morale. — Guérison par suggestion en deux séances.*

Mlle X..., âgée de vingt-sept ans, était une dame intelligente, ayant joui d'une bonne santé physique et morale sans aucune atteinte d'hystérie jusqu'en avril 1885.

[1] BEAUNIS, *op. cit.*, p. 236.

A cette époque, elle eut une contrariété qui changea tout.

En février 1886, elle consulta le D' Bernheim. Il y avait alors plusieurs mois qu'elle se plaignait d'un manque complet d'appétit avec perte de sommeil, vertiges surtout lorsqu'elle était couchée; rêves effrayants, si elle parvenait à dormir; léger tremblement musculaire dans les membres, la mettant dans l'impossibilité de tenir la main fixe. Elle avait été traitée par les bromures et les antispasmodiques sans succès. Soumise à l'hypnotisme, elle s'endormit facilement et profondément. Le docteur lui suggéra la disparition de tous ces troubles, et après deux séances tous les symptômes morbides s'étaient dissipés ; elle dormait bien et mangeait avec appétit. Jamais elle ne s'était sentie si bien. Le D' Bernheim ajoute que cet état s'est maintenu.

CINQUIÈME CAS. — *Pseudo-paralysie intermittente des membres inférieurs, avec tremblements convulsifs des jambes, datant presque de quatre ans. — Guérison par suggestion hypnotique.*

Mme S... est âgée de vingt-six ans. Après de nombreux troubles dans le ménage, et une fausse-couche douloureuse, cette lady perdit complètement l'usage de ses membres inférieurs pendant trois mois. La paralysie disparut aussi vite qu'elle était venue pour revenir quelques semaines après. Ces rémissions et ces rechutes se succédèrent pendant quelques semaines de suite jusqu'au moment où le D' Bernheim vit la malade au bout de quatre ans environ. Elle avait été traitée de toutes les façons par les plus éminents neurologues de Paris ; l'électricité et le massage avaient été même employés, mais rien ne parut atténuer l'état paralytique ni le faire cesser. Le 29 mai 1887 le Dr Bernheim fut appelé à Paris pour voir cette malade. Il la trouva entièrement exempte des symptômes ordinaires de l'hystérie, d'une bonne santé générale sans aucune maladie organique, très vive et fort intelligente. Dans le décubitus, elle pouvait très bien remuer les jambes, mais, lorsque le Dr Bernheim lui dit d'essayer de se lever, elle s'affaissa tout d'un coup et serait tombée sur le parquet si elle n'avait pas été soutenue. Quand elle voulait remuer les jambes, celles-ci étaient agitées de tremblements qu'elle ne pouvait pas arrêter.

Les réflexes étaient normaux, et toutes les fonctions parfaites.

Hypnotisée, elle tomba dans un sommeil léger, pendant lequel elle avait conscience de tout ce qui se passait autour d'elle. Au réveil, elle prétendit n'avoir pas été influencée. Dans l'état hypnotique, le Dr Bernheim lui avait fait remuer les jambes et lui avait dit qu'elle pourrait se tenir debout et qu'elle marcherait tout à fait bien quand on lui dirait de le faire.

Après la séance, il insista pour lui en faire tenter l'essai, et à sa grande surprise la malade peut se tenir debout sur ses jambes et marcher avec assurance.

Le lendemain, elle fut de nouveau hypnotisée ; elle arriva au troisième degré, et l'on renouvela les suggestions.

Quand le Dr Bernheim arriva, il y avait six semaines que Mme S... était ainsi affectée. — Il a eu l'occasion de la revoir plus tard à de certains intervalles, et de constater qu'il n'y avait pas eu de rechute [1].

SIXIÈME CAS. — *Crampe d'écrivain datant de trois ans. — Amélioration rapide. — Rechute momentanée. — Finalement guérison par suggestion.*

H. C..., âgé de quarante-sept ans, arithméticien, consulta le Dr Bernheim le 18 novembre 1885. Plein de santé et de force ; ni nerveux ni hystérique. Il y a trois ans, il commença à sentir les premiers symptômes de la maladie. Quand il avait écrit quelques lignes, tous les doigts se contractaient, et il fallait qu'il s'arrêtât un certain temps. Dans le principe, il pouvait reprendre son travail après un repos peu prolongé, mais graduellement la crampe augmenta d'intensité, au point qu'il devint incapable d'écrire son nom. Grâce à des artifices variés, il put continuer à travailler un certain temps, et, au moment où il vint consulter le Dr Berheim, il avait réussi à écrire pendant trois mois de la main gauche. Il fut hypnotisé, et dès la première séance il tomba dans le troisième degré de sommeil. Le Dr Bernheim lui suggéra la disparition de la crampe. Au réveil, il put écrire deux lignes et demie, sans être pris de contracture. Le jour suivant, il écrivait huit lignes.

Le 21 novembre le malade était capable d'écrire une lettre d'affaires et ne se plaignait que d'une sensation de pesanteur dans le poignet et d'une légère tendance à fléchir les doigts.

Le 24 novembre, l'amélioration se maintenait et le

[1] BERNHEIM, *op. cit.*, p. 457.

D' Liébeault se chargea du traitement durant l'absence de deux mois du professeur Bernheim. Au milieu de septembre eut lieu une rechute, et de nouveau le malade ne pouvait écrire que quelques lignes. Il suspendit le traitement jusqu'au 29 janvier, époque à laquelle il consulta de nouveau le D' Bernheim. L'amélioration se fit alors rapidement et en progressant tous les jours jusqu'au mois de mars, où, se trouvant guéri, il cessa le traitement. Il a repris ses occupations, et il écrit tous les jours sans fatigue et sans contracture [1].

Septième cas. — *Douleur rhumatismale de l'articulation de l'épaule, datant de trois ou quatre mois, complètement guérie en deux séances.*

Emile L..., âgé de soixante et un ans, verrier, consulta le D' Liébeault le 30 novembre. Il n'avait jamais souffert de fièvre rhumatismale, mais neuf ans auparavant il avait gardé une sciatique pendant trois ans. La douleur siégeait en ce moment aux deux épaules, surtout à droite au niveau de l'articulation scapulo-humérale. Il y avait aussi au niveau de l'épine iliaque, du côté gauche, à la partie antérieure et supérieure, un point légèrement douloureux. Cette douleur était surtout sensible quand le malade se baissait. De plus, les deux genoux étaient douloureux. Soumis au sommeil hypnotique, le malade s'endormit légèrement. Au réveil il n'y avait plus de douleur aux genoux, et celle de l'épaule était considérablement amoindrie. Pendant trois semaines ce malade avait été incapable de s'habiller tout seul, et

---

[1] Bernheim, *op. cit.*, p. 486.

maintenant il n'éprouvait pour cela aucune difficulté.

Le 3 novembre, nouvelle séance, et de nouveau le sommeil fut léger. Il se réveilla entièrement guéri et la guérison se maintint [1].

HUITIÈME CAS. — *Rhumatisme articulaire datant de trois mois, guéri par suggestion en deux jours.*

Jeanne M...., âgée de dix-sept ans, consulta le Dr Bernheim le 3 août 1887. Elle fut portée à l'hôpital dans une voiture et amenée dans la salle de consultation par deux personnes qui la soutenaient difficilement. Elle ne pouvait pas se tenir debout toute seule ; elle était lymphatique, pâle et maigre. A la suite de chagrins éprouvés quelques mois auparavant, elle avait eu une attaque d'hystérie.

Depuis le mois de mai elle souffrait d'un rhumatisme subaigu qui graduellement était devenu plus douloureux.

Le Dr Bernheim trouva les deux poignets extrêmement douloureux, sans gonflement. Les premières articulations des doigts étaient très enflées et très douloureuses à la pression. Le genou gauche était légèrement enflé et très sensible. Il y avait aussi de la douleur au-dessous de la cheville droite et dans les articulations des orteils. L'épine dorsale était sensible à la pression.

Il y avait en outre de l'aménorrhée, de la leucorrhée et perte de sommeil. La malade hypnotisée tomba dans un sommeil profond.

Le 6 août, après deux séances, elle se sentit beau-

1 BERNHEIM, *op. cit.*, p. 539.

coup mieux. Elle dormait bien, avait bon appétit et presque plus de douleur. Le gonflement des articulations était presque entièrement disparu ; elles étaient seulement sensibles à la pression. Elle fut de nouveau hypnotisée, et grâce à la suggestion elle n'eut plus rien.

Le 8 août, elle revint tout à fait guérie, complètement débarrassée de tous les symptômes douloureux. Elle pouvait marcher sans la moindre douleur ; la transformation était parfaite [1].

Neuvième cas. — *Névralgie de la cinquième paire datant d'un an. — Tic douloureux datant de un mois. — Amélioration rapide et guérison en dix jours.*

Charles X.... âgé de soixante ans, entra à l'hôpital le 27 juin 1885. Son affection a débuté il y a un an par une douleur au côté droit du nez. La douleur revenait plusieurs fois par jour, et durait de quelques minutes à plusieurs heures. Depuis quatre semaines la douleur s'était étendue à l'œil, à la tête et à tout le côté droit de la face. Cette douleur était très vive, et elle éclatait par accès toutes les heures ou toutes les deux heures, la durée était d'une demi-heure environ. Dans l'intervalle, à la place de la douleur, il y avait une sensation de chaleur. Pendant les accès survenait du larmoiement, et en même temps la face était agitée de mouvements convulsifs.

Le malade était fort et mieux portant que pour son âge. Le D' Bernheim trouva que les points d'émergence

---

[1] Bernheim, *op. cit.*, p. 444.

des branches de la cinquième paire étaient sensibles à la pression ainsi que toute la joue droite. Le 28 juillet le premier essai d'hypnotisation resta sans succès, mais le 30 l'opération réussit, et, au réveil, le malade se sentit beaucoup mieux. Dans l'après-midi il eut encore quelques accès, mais ils étaient moins douloureux, et il dormit mieux cette nuit qu'il ne l'avait fait pendant des semaines.

Il fut hypnotisé tous les deux jours jusqu'au 9 août. A cette date il était entièrement guéri, et la guérison se maintint.

DIXIÈME CAS. — *Sciatique datant de sept semaines. — Guérison par suggestion en six jours.*

Joseph L....., cordonnier, âgé de quarante-quatre ans, fut admis à l'hôpital dans le service du Dr Bernheim le 15 mai 1885. Faible, de tempérament lymphatique et emphysémateux. Il souffre continuellement du côté gauche le long du trajet du nerf sciatique ; la pression à ce niveau est douloureuse, et cette douleur devient plus forte quand le malade s'assied et surtout quand il est couché. Sensation de pesanteur et d'engourdissement dans la jambe ; la douleur va s'irradiant le long du sciatique. Hypnotisé le 20 mai, il tomba dans le troisième degré de sommeil. Au réveil, il se sentit mieux, et les suggestions curatives furent répétées quotidiennement jusqu'au 26. Il allait de mieux en mieux ; dans une semaine il était tout à fait guéri. Il avait été traité avant cela à l'hôpital par des bains médicaux pendant trois jours sans beaucoup d'effet.

Onzième cas. — *Incontinence nocturne d'urine datant de l'enfance. — Guérison par simple suggestion* [1].

Jacob S...., âgé de dix-sept ans, peu intelligent mais d'une santé robuste, a toujours été affecté de cette infirmité. Il exerce le contrôle de sa volonté sur ces fonctions pendant le jour, mais il a de l'incontinence presque chaque nuit.

Le 28 décembre il consulta le Dr Bernheim, qui l'hypnotisa très rapidement. Dans cet état de sommeil hypnotique profond, il lui fut suggéré qu'il se réveillerait plusieurs fois la nuit et qu'il descendrait du lit pour uriner.

Il revient à l'hôpital, mais le traitement fut inutile car la maladie avait cédé à une seule séance pour ne plus reparaître [2].

Douzième cas. — *Aménorrhée — Suggestion pour que les règles arrivent à un jour déterminé. — Succès complet.*

Mademoiselle C...., âgée de vingt-cinq ans, institutrice, consulta le Dr Bernheim le 17 novembre pour les troubles ci-dessus. Elle n'a rien vu depuis le 7 octobre. Elle se sent enflée, elle éprouve une sensation de constriction à la ceinture et d'autres symptômes se rapportant à la même cause. Elle était une cliente assidue du Dr Liébeault, et promptement elle tomba dans un som

---

[1] Bernheim, *op. cit.*, p. 595.

[2] Tous ceux qui pratiquent la suggestion sont d'avis que la méthode est absolument spécifique dans le traitement de ces troubles non compliqués de lésion organique.

meil profond. Le Dr Bernheim lui fit la suggestion que
la fonction menstruelle se rétablirait le 30 novembre,
et fit répéter à la malade cette même suggestion.

Le 30 novembre, elle revint pour dire au docteur que
la suggestion avait réussi. Il l'hypnotisa de nouveau
et lui suggéra que la prochaine période arriverait le
28 décembre. Cette suggestion se réalisa de même [1].

TREIZIÈME CAS. — *Ménorrhagie revenant tous les douze
jours. Éloignée par la suggestion jusqu'au vingt-
huitième ou vingt-neuvième jour. — Finalement,
guérison.*

Mme H..., âgée de trente-cinq ans, est mère de trois
enfants, dont le plus jeune a neuf ans. Hystérique,
mais de bonne constitution. Avant d'avoir des enfants,
la période menstruelle revenait habituellement toutes
les trois semaines, mais depuis deux ans elle revenait
tous les douze ou quatorze jours, ou même à de plus
courts intervalles. Les règles s'accompagnaient de douleurs et de troubles hystériques, et étaient très abondantes. La malade tomba rapidement dans le sommeil
profond, et le Dr Bernheim lui suggéra que les pro-
chaines règles ne reviendraient que le 9 octobre,
qu'elles dureraient trois jours et ne seraient accompa-
gnées d'aucune douleur.

27 septembre. — C'était la cinquième séance et le
seizième jour depuis les dernières règles. Elle ressentit
les symptômes avant-coureurs du retour des règles :
mal de tête, douleur dans les reins. Ces symptômes

[1] BERNHEIM, *op. cit.*, p. 547.

cependant disparurent et, au moyen de suggestions répétées tous les deux jours, les règles furent retardées jusqu'à la nuit du 6 et 7 octobre, c'est-à-dire vingt-six jours. C'était la première fois de sa vie qu'elle les avait eues à vingt et un jours d'intervalle, et la première fois depuis deux ans qu'elles ne dépassaient pas le seizième jour. Elles durèrent trois jours sans douleur et moins abondantes qu'à l'ordinaire.

Le 18 octobre, le D⟨r⟩ Bernheim recommença le traitement hypnotique et suggéra que la période suivante aurait lieu le 4 ou le 5 décembre, et puis toutes les quatre semaines.

Les règles arrivèrent à la fin du vingt-quatrième jour. Le traitement fut continué jusqu'au mois de mai suivant. Au bout de ce temps, la fonction menstruelle était entièrement régularisée, et revenait tous les vingt-huit ou vingt-neuf jours, sans douleurs et sans autres symptômes anormaux. Pendant le traitement, disparurent aussi un certain nombre de symptômes nerveux et catarrhaux [1].

QUATORZIÈME CAS. — *Paralysie partielle du côté gauche datant de huit jours. — Amélioration rapide par suggestion et guérison presque complète en trois semaines.*

Louis C..., soixante ans, peintre en bâtiments, fut

---

[1] BERNHEIM, *op. cit.*, p. 560. Les effets produits par l'imagination et l'émotion sur le rein, l'utérus, le lait et les autres sécrétions sont si connus, que les résultats obtenus par la suggestion hypnotique dans leurs troubles fonctionnels n'ont rien qui doive nous étonner. Dans *Carpenter's Physiology* (*loc. cit.*) on en cite de nombreux exemples.

reçu à l'hôpital le 7 novembre 1886. Il avait joui d'une bonne santé jusqu'au moment où, il y a six jours, il eut tout à coup une sensation de pesanteur dans la jambe gauche. Il rentra chez lui, et deux heures après il ressentit la même chose dans le bras gauche, en même temps que des picotements, lesquels persistaient à son entrée à l'hôpital. Le soir, il ne pouvait plus se servir de la jambe gauche.

Le Dr Bernheim trouva la température et le pouls normaux, les artères athéromateuses et rigides. Les traits étaient déviés à droite d'une façon marquée. Le malade s'asseyait sur le lit péniblement, et était absolument incapable de lever le bras gauche, qui était faible et vite fatigué. Il ne pouvait pas se tenir debout. Couché, il pouvait lever la jambe gauche, mais ne la tenait pas plus de quatre à cinq secondes dans cette position. Les réflexes étaient diminués ; il ne pouvait fléchir le cou-de-pied. — Sensibilité normale. Constipation depuis quatre jours, pour laquelle il avait pris un purgatif.

Hypnotisé le 9 novembre, le malade tomba de suite dans le sommeil profond. Au réveil, il était capable de tenir la jambe gauche levée pendant dix secondes, et il remuait les orteils beaucoup mieux.

Il fut hypnotisé le 11 et le 16 sans grand résultat. Le 17 novembre, après la suggestion, il pouvait se tenir debout tout seul, et marcher presque sans aide.

Le 19 novembre il pouvait, après avoir été hypnotisé, marcher le long de la salle sans être soutenu. Couché, il pouvait tenir la jambe levée pendant un temps indéfini ; il avait recouvré toute sa force. Les réflexes étaient légèrement augmentés.

L'amélioration marchait rapidement de jour en jour, et le 2 décembre le malade pouvait descendre l'escalier. Il ressent encore cependant de la pesanteur au bras et à la jambe ; ce qui l'empêche de se servir de la brosse [1] ou de monter sur l'échelle aussi bien qu'autrefois.

Le professeur Bernheim cite cent cinq cas de maladies diverses traitées par la suggestion hypnotique. Au nombre de ces cas, il y a plusieurs exemples de maladie cérébrale et spinale présentant une certaine gravité, dans lesquels le traitement semble avoir prolongé la vie ; il a surtout supprimé la souffrance.

L'examen fait après la mort révélait souvent un désordre organique considérable, au point qu'il semblait extraordinaire que le traitement ait pu donner une si grande amélioration. Il explique les bons effets consécutifs à la suggestion, alors même qu'il existe une hémorrhagie étendue dans le tissu cérébral avec atrophie, en faisant observer que dans la maladie des centres nerveux le trouble fonctionnel qui existe est souvent hors de proportion avec la lésion. L'hémorrhagie peut détruire une portion de la substance cérébrale, mais il peut se produire une réaction sur les zones du voisinage, en provoquant une irritation sympathique.

Pas plus que la suggestion, il n'y a rien qui puisse restaurer les tissus désorganisés du cerveau, mais, dans le traitement des troubles sympathiques et fonctionnels qui accompagnent un pareil état, la suggestion est toute-puissante.

[1] BERNHEIM, *op. cit.*, p. 342.

QUINZIÈME CAS. — *Hypochondrie avancée.*

Mme F..., âgée de quarante-trois ans, souffrait depuis un an de cette affection. Elle a conscience de tous ses organes internes, et leur fonctionnement lui cause des sensations douloureuses qui l'affligent et lui donnent à penser que les organes sont plus ou moins lésés. Elle a perdu tout espoir; elle est persuadée qu'elle ne peut pas guérir. Elle est affaiblie; les digestions sont douloureuses, elle ne fait que se lamenter et analyser ses sensations; elle vit dans un perpétuel état d'agitation et elle ne dort pas.

Soumise au traitement suggestif, elle tomba dans un sommeil léger. Le sommeil fut ainsi rétabli, les digestions devinrent meilleures, et, surtout, l'attention fut graduellement écartée de ses souffrances réelles ou imaginaires. Dans quelques semaines, elle était guérie [1].

SEIZIÈME CAS — *Manie puerpérale aiguë* [2].

Mme X... a fait en très peu de temps plusieurs accouchements successifs. Il en résulta un grand épuisement, une attaque de phlébite avec fièvre, à la suite de quoi éclate la maladie. Après seize jours, pendant lesquels la vie était en danger, elle n'était pas si souvent poussée à la violence ni à commettre des actes insensés, mais elle avait alternativement des intervalles de lucidité relative. Le Dr Godet s'aperçut qu'il pouvait par-

[1] Dr Burckhardt, directeur de l'asile de Présarguier, *Revue de l'hypnotisme,* août 1888.
[2] *Ibid.*

fois couper les attaques par la suggestion. Il lui suggéra qu'elle resterait tranquille et qu'elle n'ouvrirait pas la bouche. Il arriva ainsi à la calmer d'une façon remarquable ; les attaques cessèrent bientôt, et elle fut guérie.

DIX-SEPTIÈME CAS [1]. — *Hystérie. — Tendance à des spasmes tétaniformes. — Insomnie. — Intoxication par la morphine et le chloral.*

Mme K... fut admise pour être soignée de ces affections.

Le traitement hypnotique combiné avec la suggestion fut employé pour les combattre. Les narcotiques furent graduellement abandonnés, les spasmes cessèrent, par degrés revint le sommeil naturel, de telle sorte qu'elle fut renvoyée guérie.

Le braidisme sans suggestion fut d'abord essayé, mais il ne faisait qu'aggraver les symptômes.

DIX-HUITIÈME CAS [2]. — *Dépravation morale chez un garçon, guérie par suggestion.*

M. F...., jeune homme de seize ans, fut amené au Dr Voisin à la Salpêtrière. Il est incorrigible depuis l'âge de six à sept ans. Il ne se contente pas de dire des mensonges, de commettre des vols, de faire l'école buissonnière, de se comporter généralement mal, mais il essaye encore de corrompre tous les autres enfants avec qui il est mis en contact. Avec l'âge, il devint de

[1] BURKHARDT, *loc. cit.*
[2] VOISIN, *Revue de l'hypnotisme*, novembre, 1888.

plus en plus mauvais et se fit renvoyer de plusieurs établissements où l'avait fait admettre sa mère (le Dr Voisin décrit quelques-uns des vices de ce jeune homme, qu'il ne serait pas convenable de répéter, et qui prouvent le degré de sa dépravation et de sa méchanceté). A l'examen, on remarquait une déviation interne de l'œil gauche, du nystagmus et de l'opacité de la cornée. La langue était déviée à gauche. A part cela ce jeune homme était bien fait et bien portant. Il lit avec difficulté, il est très ignorant malgré qu'il ait une assez bonne mémoire et une certaine puissance d'observation.

Le Dr Voisin essaya de l'hypnotiser, mais sans succès jusqu'à la troisième séance. Une fois endormi, on lui suggéra la modification de son état moral.

Dès le début il s'améliora et vers le 6 juillet la transformation était obtenue. L'idée de faire le mal disparaît pour faire place au désir de faire le bien. Au lieu d'être insubordonné et désobéissant, il voulut complaire à sa mère. Il exprima au Dr Voisin toute sa satisfaction d'être ainsi changé. Il vit encore le docteur le 6 octobre, six semaines après la cessation du traitement ; la guérison s'était maintenue.

Le Dr Beirnheim et le Dr Liébeault citent plusieurs exemples de guérison de maladie mentale. Le premier, après avoir donné quelques observations pareilles à celle-ci, demande s'il peut être accusé d'avoir compromis le libre-arbitre des enfants parce qu'il aura repoussé ses mauvais penchants (*op. cit.* 357).

CAS PUBLIÉS PAR LE Dʳ VAN EEDEN, D'AMSTERDAM

Dix-neuvième cas. — *Névralgie du cou et de l'épaule gauche. — Paralysie du bras gauche et de la jambe d'origine syphilitique.*

A. H..., âgé de trente-quatre ans, est un homme bien bâti, d'une forte constitution. Il y a huit ans, il fut atteint de la vérole. Il y a treize mois il fut pris d'une attaque soudaine avec perte totale des mouvements dans le bras et la jambe du côté gauche.

Le 9 octobre, il consulta le Dʳ Van Eeden. Il se plaignait d'une forte douleur au cou et à l'épaule gauche. Cette douleur remontait à deux mois ; elle ne lui laissait du repos qu'une heure ou deux la nuit. La paralysie s'est partiellement améliorée, mais depuis cinq mois le progrès est nul. Il ne pouvait pas complètement lever le bras gauche, ni ouvrir la main, ni étendre les doigts. Le traitement antisyphilitique ne produisait plus d'effet depuis quelques mois.

Le malade fut hypnotisé suivant la méthode ordinaire, il arriva au second degré de somnolence (catalepsie légère). Dans cet état hypnotique on lui suggéra la diminution de la douleur : la rigidité des membres demi-paralysés fut combattue par la suggestion et des mouvements actifs et passifs. Au réveil la douleur fut considérablement amoindrie, et la nuit il dormit pendant plusieurs heures.

Le traitement fut continué tous les jours pendant dix semaines. Le 12 octobre il n'y avait plus de douleur, et le malade jouissait toutes les nuits d'un sommeil de huit heures.

Pendant l'état hypnotique on pratiquait des mouvements, et ces mouvements revinrent graduellement dans les membres, de telle sorte que le 8 novembre le malade pouvait étendre tous les doigts de la main gauche, et tenir le bras dans une position horizontale pendant un temps considérable. Quand il cessa le traitement au bout de six semaines il pouvait faire tous les mouvements du bras et de la main. La marche s'était aussi grandement améliorée.

Vingtième cas. — *Céphalalgie.* — *Gastrodynie.* — *Dyspepsie.*

La malade, une petite fille de huit ans, est une enfant délicate. Elle souffre continuellement de la tête, n'a pas d'appétit, et l'estomac lui fait mal. Elle se lève presque tous les jours avec mal à la tête, et deux ou trois fois par semaine elle est obligée de rester au lit à cause de cette douleur. Les douleurs de l'estomac n'ont aucune régularité, durent peu de temps, mais sont très violentes. Elle n'a jamais eu bon appétit. Une fois seulement, il y a trois ans, elle resta une quinzaine de jours sans souffrir.

Le 16 septembre, cette enfant fut hypnotisée par le Dʳ Van Eeden pour la première fois. Le sommeil produit fut profond, comme c'est l'habitude chez les enfants. A la première séance la douleur était complètement enlevée par suggestion, et elle ne reparut pas de deux

semaines, quoi qu'il n'y eût qu'une consultation. Depuis
le 16 septembre elle n'a eu que deux fois mal de tête,
et chaque fois la suggestion le fit disparaître. L'enfant
resta pour être traitée; ce cas exigea nécessairement
beaucoup de temps. La gastralgie n'est plus revenue
depuis la première visite, l'appétit est meilleur, et la
santé générale est plus satisfaisante qu'elle ne l'a été
pendant des années.

Vingt et unième cas. — *Alcoolisme chronique.*

M. G... est un homme de quarante-neuf ans, bien
portant. Il a bu constamment avec excès de l'alcool
depuis seize ou dix-sept ans. Pendant tout ce temps il
n'a pas cessé d'en boire. Dans ses meilleurs jours il se
contentait de quatre à huit verres de cognac, mais le
plus souvent il en buvait vingt et plus. Il a eu plusieurs
attaques de *delirium tremens*, et ses facultés intellec-
tue'les sont considérablement détériorées. Il est incapable de s'appliquer à n'importe quelle affaire exigeant
le travail de la pensée ou l'attention ; il ne peut pas
écrire son nom. Sa face est couverte de pustules d'acné.

Le 27 septembre il fut hypnotisé et il tomba dans un
sommeil léger. Le D' Van Eeden lui suggéra le dégoût
des liqueurs fortes et augmenta sa force de volonté.
Pendant le sommeil hypnotique il fit promettre solen-
nellement au malade l'abandon de l'alcool. Il fut aussi
traité par l'arséniate de strychnine à la dose de 4 à
8 milligrammes par jour.

Le traitement fut continué tous les jours pendant une
semaine, puis une fois par semaine pendant deux

semaines. Après cela, la suggestion ne fut plus nécessaire. Depuis la première séance le malade ne prit pas une goutte de liqueur alcoolique, et il refusait le vin qu'on lui offrait. La première semaine il ressentit de l'inquiétude et du malaise. Le 4 octobre il pouvait écrire son nom et reprendre ses affaires. Aujourd'hui, après deux mois, il se sent fort et tout à fait bien, et il se déclare capable de tenir sa promesse. L'acné est guéri, le malade dort bien et mange bien. Il continue à visiter de temps en temps le Dr Van Eeden par mesure de précaution.

En publiant ces observations, le Dr Van Eeden dit, « qu'elles sont choisies parmi beaucoup d'autres semblables. C'est dans le traitement des diverses maladies nerveuses que j'ai obtenu mes meilleurs résultats; il serait trop long de rapporter les cas. Je peux ajouter que, d'après mon expérience, l'effet du traitement psychique est surtout évident dans les cas suivants: neurasthénie, débilité nerveuse, incontinence nocturne, légers troubles cérébraux ou bien pris au début, abus de la morphine, alcoolisme, mauvaises habitudes chez les enfants, paralysie hystérique, dyspepsie nerveuse, anémie, bégaiement, chorée, perte du sommeil, asthme nerveux. Combiné avec des mouvements appropriés pendant le sommeil hypnotique le traitement rend un service effectif dans la paralysie provenant d'une apoplexie ou d'une embolie, et aussi dans la paralysie infantile si elle ne date pas de trop longtemps (myélite aiguë des racines antérieures). »

Les D⁏ˢ Van Renterghem et Van Eeden ont communiqué des observations précieuses au Congrès international d'hypnotisme tenu à Paris en 1889[1]. Ils donnent les résultats complets obtenus dans leur clinique dans environ cinq cents cas consécutifs. La plupart de ces cas n'étaient pas de nature à bénéficier d'aucun traitement, et le plus souvent n'ont été entrepris par ces docteurs qu'alors que les autres méthodes avaient échoué. Le lecteur de ces observations sera frappé de la sincérité et de l'impartialité avec lesquelles elles sont écrites ; il n'y trouvera aucune de ces exagérations qui semblent souvent nécessaires pour justifier un nouveau traitement, et qui certainement sont de nature à indisposer l'esprit professionnel. Ils attachent une grande importance à la présence d'un entourage favorable et à l'observance des minuties. Ils affirment que, par la suggestion dans l'état hypnotique, ils peuvent rétablir la balance de la santé en supprimant l'action morbide et en développant la force médicatrice de la nature. Ils ne recherchent dans l'hypnose que les degrés les plus légers de manière à conserver le libre-arbitre et l'individualité du sujet.

Les D⁏ˢ Van Eeden et Van Renterghem ont pratiqué le traitement de la suggestion pendant trois ans

[1] *Comptes rendus*, Octave Doin, Paris, 1890.

dans les classes élevées et moyennes d'Amsterdam, et ils ont appliqué la méthode dans plusieurs centaines de cas. Ils traitaient tous les deux auparavant depuis bon nombre d'années suivant la méthode ordinaire, et leur témoignage est d'une grande valeur dans l'appréciation de l'hypnotisme et de la suggestion.

Ils ont obtenu de grands succès dans la dipsomanie et dans le traitement des habitudes vicieuses et des mauvais penchants.

Dans les affections des organes génito-urinaires ils ont eu de bons résultats et aussi dans plusieurs formes de dyspepsie et de troubles intestinaux. Dans la morphinomanie ils ont réussi quand ils sont arrivés à produire le somnambulisme.

Comme tous les médecins qui ont essayé la suggestion hypnotique dans les affections rhumatismales, ils sont très satisfaits des résultats, et ils attribuent cet effet bienfaisant partie au soulagement des symptômes subjectifs, tels que la douleur qui déprime la vitalité, partie à l'action régulatrice que la suggestion exerce sur la circulation et les sécrétions. Ils relatent un cas intéressant d'hystéro-épilepsie et de catalepsie spontanée de plusieurs mois de durée, survenu à la suite d'expériences faites en public sur l'hypnotisme par un empirique. Le jeune homme fut rapidement guéri au moyen de l'hypnotisme médical.

Du mois d'août 1887 au mois de juin 1889, ils ont traité quatre cent dix-sept personnes par la suggestion

hypnotique, deux cent dix-neuf hommes et cent quatre-
vingt-quinze femmes. Leur susceptibilité respective était
la suivante : non influencés, quinze ; dormeurs légers,
deux cent dix-sept ; dormeurs profonds, cent trente-
cinq ; somnambules, quarante-sept. Relativement aux
résultats ils donnent les chiffres suivants : cinquante-
trois ont cessé le traitement après la première ou
la seconde visite ; soixante et onze n'étaient pas améliorés ; quatre-vingt-douze améliorés ; quatre-vingt-
dix-huit beaucoup améliorés ; cent guéris.

Ils sont d'avis, avec le Dr Forel, que toute personne
saine d'esprit est susceptible d'être hypnotisée quand
on la met dans les conditions favorables. La difficulté
consiste à trouver les conditions nécessaires pour
chaque cas particulier ; c'est là que s'exerce le tact et
le savoir-faire du médecin.

Leurs principaux succès sont dans les cas de névroses ;
ils donnent cependant plusieurs cas particuliers de maladie organique améliorés ou guéris. Parmi ces cas il y
en a un relatif à une hémiplégie droite avec aphasie
ayant duré trois mois (guérison) ; quatre cas d'hémiplégie (grande amélioration) ; un cas de paraplégie
avec perte de contrôle sur les sphincters (guérison). Dans
deux cas de maladie de Bright, ils obtinrent une grande
amélioration, et la suggestion parut stimuler les reins
et diminuer l'œdème. Dans beaucoup de formes de
légers troubles mentaux, ils ont eu un plein succès.
Dans l'épilepsie ils n'ont pu obtenir aucun bon résultat.

Vingt-deuxième cas. — *Neurasthénie avec manque de salive et constipation datant de trente-cinq ans. — Guérison par suggestion* [1].

Madame V..., âgée de cinquante-cinq ans, consulta le Dr Burot, au mois d'août 1888. Depuis bon nombre d'années, elle fait le métier de tisser le chanvre ; elle avait pris l'habitude de mouiller le fil avec la salive. Vers l'âge de vingt ans, la sécrétion de la salive commença à tarir et en même temps apparut une constipation opiniâtre. Elle perdit l'appétit, devint anémique, toujours assoupie, très faible, très abattue, en un mot elle devint réellement malade. A quarante ans survint le retour de l'âge, mais la santé ne s'améliora pas ; elle devint au contraire de plus en plus mauvaise.

Le Dr Burot la trouva souffrant de douleurs par tout le corps, d'un malaise général et d'anémie. La langue était rouge et sèche, les papilles saillantes. Elle éprouvait une grande sécheresse de la bouche, avait une digestion très mauvaise et une constipation opiniâtre. Les selles étaient rares et déterminaient des douleurs atroces. La sécheresse de la bouche empêchait souvent le sommeil. Le Dr Burot l'hypnotisa et lui suggéra un flux plus abondant des sécrétions digestives et en même temps lui frictionna doucement les glandes salivaires et l'abdomen.

Après un mois de traitement la malade était guérie. La bouche devient humide, la salive abondante, les

---

[1] Publiée par le professeur Burot, de Rochefort. *Revue de l'hypnotisme*, décembre 1888.

digestions faciles, et les fonctions intestinales plus régulières. En même temps la santé générale se rétablissait et elle devenait plus forte et plus robuste.

VINGT-TROISIÈME CAS [1]. — *Accouchement.*

Le professeur Ramon Cajol, de Barcelone, rapporte un cas dans lequel il empêcha les douleurs de l'enfantement, par la suggestion, sans diminuer en rien la puissance des contractions utérines. La femme avait été déjà fréquemment hypnotisée et était mère de cinq enfants. Le travail fut extrêmement rapide (moins d'une demi-heure) et tout à fait sans douleurs. Le cinquième jour, cette femme reprit ses occupations de ménage, et dans une quinzaine de jours elle allait très bien. Les couches précédentes avaient été toutes très longues.

VINGT-QUATRIÈME CAS. — *Mutisme fonctionnel avec mélancolie. — Guérison par suggestion.*

J. D..., âgée de trente-six ans, née de parents bien portants, a joui d'une bonne santé et a été robuste jusqu'à l'âge de vingt-cinq ans, époque à laquelle elle tomba tout à coup malade. A la suite d'une violente attaque d'hystérie, pendant laquelle elle poussait des cris perçants, elle devint graduellement aphone, indifférente à son entourage, et le corps extrêmement affaibli. Après une cure à Spa, la santé se rétablit, mais elle resta muette en dépit de tous les essais faits pour lui rendre la parole.

[1] Publiée par le *Brit. med. Journal*, oct. 9th 1889.

Elle conserva ce mutisme pendant dix ans. A cette époque le Dr Velander la vit pour la première fois. Elle entend, et voit parfaitement mais elle ne fait aucun effort pour proférer un son, et elle est aussi dans un état voisin de la mélancolie. Il l'hypnotisa et de suite elle tomba dans un état de somnambulisme profond.

Dans cet état il essaya tous les moyens pour la faire parler, et les lèvres ne parvinrent à remuer que lorsque, après une heure d'efforts infructueux, il lui ordonna d'ouvrir la bouche, lui frictionna la langue fortement et et lui dit qu'il avait brisé les liens qui la retenaient et qu'elle pouvait parler.

Après quelques minutes de frictions sur les tempes, elle prononça quelques mots d'une voix hésitante et embarrassée. Elle revint tous les jours pour se faire soigner, et dans deux semaines le Dr Velander dit qu'il avait la satisfaction de la renvoyer parfaitement guérie ; elle avait recouvré la parole et les esprits [1].

Le Dr Velander dit qu'il a traité environ six cents cas par la méthode de Nancy, et il affirme qu'il est très satisfait des résultats. Son expérience concorde avec celle d'autres expérimentateurs, car, d'après lui, la suggestion réussit principalement dans les douleurs en général, les névralgies, perte de sommeil, mélancolie au début, dysménorrhée, aménorrhée, incontinence d'urine, somnambulisme, rhumatisme aigu et chronique, amblyopie nerveuse, habitudes vicieuses, dipsomanie.

.   .   .   .   , ...

[1] Dr Velander de Yinkoping (Suède), communiqua au Congrès l'observation de ce cas.

Mon intention est maintenant de rapporter quelques cas de ma pratique qui offriront peut-être quelque intérêt.

Premier cas. — *Insomnie* [1].

A. T..., âgé de trente-cinq ans, électricien, vient me trouver le 1er février se plaignant de ne pas pouvoir dormir. Cette absence de sommeil date, paraît-il, d'un grave accident survenu il y a trois ans à la suite de l'explosion d'une torpille. C'est un homme d'une activité intellectuelle extraordinaire, chez qui le manque de sommeil a produit une grande dépression nerveuse et de la dyspepsie. A n'importe quel moment qu'il allât se coucher il se réveillait à trois heures du matin et ne pouvait plus se rendormir. Il fut rapidement hypnotisé et mis dans un état cataleptique léger. Je lui suggérai qu'il dormirait bien cette nuit et qu'il ne se réveillerait pas à trois heures et que dans les cas où il se réveillerait il pourrait se rendormir. Le 2 février, il m'annonça qu'il s'était réveillé la nuit précédente à l'heure accoutumée, mais qu'il avait bientôt repris le sommeil. Le traitement fut répété. Le 3 février il fut réveillé la nuit d'avant par un bruit dans la rue vers quatre heures du matin, mais il s'était rendormi de nouveau. Le 5, il raconte qu'il a eu deux bonnes nuits. Le traitement fut renouvelé, et le résultat fut complet. Depuis ce temps il est

---

[1] Ce cas et plusieurs de ceux qui suivent ont été publiés dans la *Lancette* du 24 août 1889.

resté un bon dormeur ; toutes les nuits il dort huit heures.
En même temps la santé générale s'est améliorée.

Cette observation présente plusieurs points intéressants. Quoique le malade ne fut pris par l'hypnotisme
qu'à un degré léger, la suggestion réussit à faire cesser
en moins d'une semaine une habitude morbide de
trois années. M. T... me dit qu'il ne se couche jamais
pendant le jour et que, lorsqu'il est couché dans mon
cabinet, il conserve toute sa conscience, mais il se sent
bien et n'a aucune tendance à remuer. Il pouvait ouvrir
les yeux, mais il les sentait un peu lourds, et il ressentait la chaleur partout où je la lui suggérais avec ma
main.

Deuxième cas. — *Neurasthénie.*

R. H..., Américain, âgé de quarante-trois ans, agent
de la presse, me consulta, en juin 1889, pour des douleurs dans les reins, un affaiblissement intellectuel, de
la langueur, de l'inappétence, de la constipation, de la
faiblesse musculaire, une céphalalgie intense, principalement au front, dans les mouvements qu'il fait pour se
baisser. Il a travaillé toute sa vie avec opiniâtreté à un
journal, et il paraît plus vieux de dix ans. A l'examen
physique on ne découvre aucune maladie organique,
mais le cœur bat faiblement et rapidement, et dans la
région dorsale il ressent une certaine douleur.

Il fut facilement hypnotisé et il arriva au second
degré. Le traitement consista en frictions sur la
colonne vertébrale, sur les reins et le ventre ; je lui
suggérai une somme plus considérable d'énergie, la

disparition de la douleur, et d'aller régulièrement à la garde-robe tous les matins. Le malade s'améliora rapidement sous l'influence de ce traitement et put revenir en Amérique après vingt séances, complètement remis.

Cette observation me paraît être un cas type d'affaiblissement chez un homme nerveux surmené par le travail. Je le fis rester dans l'état hypnotique pendant une heure tous les jours, et il n'y a pas de doute que le repos n'ait été un facteur important dans la guérison. Il ne pouvait pas ouvrir les yeux, mais il était capable de lever ou de baisser le bras comme il voulait.

TROISIÈME CAS. — *Crampe d'écrivain.*

Alice N..., âgée de vingt-cinq ans, vint se faire traiter en mars 1889. Elle avait beaucoup d'écritures à faire, et depuis trois ans elle éprouvait une faiblesse dans la main droite et elle était dans l'impossibilité de tenir la plume. Elle avait été soignée à l'hôpital général par le galvanisme pendant trois mois sans succès, mais la maladie avait fait tant de progrès qu'elle fut dans la nécessité d'abandonner son métier et d'entreprendre d'autres occupations. Elle ne pouvait pas se servir de l'aiguille sans que dans peu de temps elle fût prise de crampe. Quand elle avait écrit deux ou trois lignes, elle ressentait des crampes douloureuses dans le pouce, dans l'index et dans les muscles fléchisseurs de l'avant-bras. Après quelques lignes on observait des secousses spasmodiques dans le pouce, et ces secousses augmentaient avec la douleur au point que dans moins d'une minute la malade se déclarait incapable de tenir la plume plus longtemps. Il y avait une sensibilité et une douleur très marquées à la pression sur les nerfs médian et musculo-cutané. Elle fut hypnotisée et elle arriva au troisième degré. Dans cet état les muscles furent frictionnés, les articulations mises en mouvement et l'amélioration lui fut suggérée.

Après un repos de quelques minutes, la malade fut invitée à écrire de nouveau, et elle trouva que la fatigue et la crampe avaient disparu ; ces symptômes ne se reproduisirent que lorsqu'elle eut écrit la moitié d'une page. Elle vint régulièrement se faire traiter trois fois par semaine pendant deux mois, et au bout de ce temps elle pouvait reprendre son poste tout à fait guérie.

C'est là un bon exemple du second degré ou degré cataleptique de Liébeault ; elle n'arriva jamais au-delà. En apparence, elle était bien endormie ; elle ne pouvait pas ouvrir les yeux, elle conservait le bras raide dans la position qu'on lui donnait ; mais elle gardait toute sa conscience, elle pouvait répéter les paroles qui se disaient autour d'elle, et quand on lui disait qu'elle ne pouvait pas remuer le bras elle plaisantait, protestait et luttait. C'est un des cinq cas de névrose que j'ai traités par la suggestion. Un de ces cas fut rebelle à l'hypnotisme. mais tous les autres se sont améliorés rapidement et ont guéri. Dans ces cas j'ai toujours combiné la suggestion avec le massage local, malgré que je sache qu'à Nancy on n'emploie pour tout traitement que la suggestion verbale.

Quatrième cas. — *Tabès dorsal* [1].

H. F..., âgé de quarante-sept ans, valet, vint se faire traiter en mars. Il était pâle, anémique, émacié et portait sur lui les traces d'une grande dépression. Ses antécédents héréditaires sont bons. N'a jamais bu avec excès, pas de syphilis, marié, sa famille se porte bien. En 1870, il était soldat dans l'armée allemande, il fut grièvement blessé à la jambe, mais vite rétabli. En 1884 il eut sur le continent une affection qu'il dit être un empoisonnement par le sang, mais qui semble avoir été une fièvre typhoïde, et depuis il ne s'est jamais bien porté. En 1888 il remarqua que sa vue faiblissait, et en même temps il éprouva de l'engourdissement dans le dos et en avant de la poitrine. Survint aussi de la constipation ; il ne pouvait aller qu'à l'aide de purgatifs qui provoquaient de fortes coliques avec vomissements ; il en résultait une grande prostration qui le tenait au lit pendant vingt-quatre heures consécutives. Il souffrait fréquemment de douleurs fulgurantes dans les bras et surtout dans les jambes, de névralgie en avant et en arrière de la poitrine. La langue était sèche et sale ; pas d'appétit ; grand affaiblissement de l'intelligence. En douze mois il avait perdu deux stones de son poids, ne pouvait plus aller au-delà de la moitié d'un mille et se sentait toujours fatigué. La pupille était contractée et presque insensible à la lumière, atrophie presque complète du nerf optique droit avec atrophie partielle

[1] Cette observation a été publiée dans les *Comptes rendus* du premier Congrès international sur l'hypnotisme.

du côté gauche. Les réflexes avaient disparu, mais la démarche ne présentait rien d'ataxique. Sur le côté gauche de la poitrine et du dos, dans une grande étendue, existaient de larges plaques d'anesthésie ; il y en avait aussi à la lèvre supérieure et au nez. Hypnotisé, il tomba au troisième degré.

Il lui fut suggéré que les gardes-robes seraient régulières et nullement douloureuse, la disparition de la douleur, etc. Le lendemain il eut une selle peu abondante (la première naturelle depuis trois mois) sans grande douleur et il se sentit mieux. L'amélioration fut rapide et ne se démentit pas. Dans deux semaines il pouvait faire deux ou trois milles sans fatigue, il ne souffrait plus, n'avait plus de malaise et les selles étaient régulières.

Sauf une légère rechute à la suite d'un refroidissement au mois de juin, il a continué à se bien porter. La maladie n'est certainement pas arrêtée, mais elle marche lentement et sans douleur. En présence d'un pareil succès, je me demandai si la suggestion n'aurait pas aussi quelque influence sur la vue, et un matin je suggérai une augmentation de chaleur, une circulation plus active avec amélioration de la vision. Je lui tins mes doigts sur les yeux pendant trois à quatre minutes. L'effet fut presque surprenant, car le lendemain il pouvait lire les caractères ordinaires à une distance de 6 pouces avec l'œil gauche, et distinguer avec le droit à une distance de 2 pieds les aiguilles d'une pendule. Étonnante amélioration, si l'on songe que le jour auparavant il pouvait à peine voir avec l'œil gauche le plus grand type (D = 4), et qu'avec le droit il était incapable de distinguer aucun objet. Mais l'amélioration ne fut que momentanée, et malgré des suggestions répétées la vue revint à son premier état dans l'espace d'une semaine. Il me dit que l'injection hypodermique de fortes doses de strychnine avait produit jadis un semblable résultat. Toutefois, après avoir été hypnotisé, il voit toujours mieux et plus distinctement qu'auparavant, et, alors que, avant le traitement, il avait la vue fortement endommagée, il ne l'a pas plus mauvaise aujourd'hui qu'il ne l'avait il y a six mois [1].

Pour expliquer cette amélioration rapide, il faut admettre que la suggestion a puissamment stimulé les éléments nerveux sains en leur donnant une activité anormale qui ne pouvait pas durer. Je dois ajouter que la suggestion ne fit presque rien contre l'anesthésie locale, mais que ce symptôme fut beaucoup modifié au moyen de la suspension par le Dr de Wateville.

Le malade avait conscience de tout ce qui se passait autour de lui, et, en forçant l'attention, il pouvait suivre la conversation, en répéter le sens, quoique les paroles arrivassent indistinctes et comme lointaines ; il n'éprouvait aucun besoin de remuer. C'est à ce degré qu'on peut communiquer les mouvements automatiques continus,

---

[1] Cette observation explique les cas de guérison miraculeuse de la vue que l'on raconte relativement à des quêteurs de l'Armée du Salut, etc. — Il n'y a pas de doute que dans des cas d'hystérie franche la guérison puisse être permanente grâce à la suggestion, aidée de l'attention expectante; le système nerveux se trouve alors impressionné par le milieu et par l'enthousiasme; — c'est absolument comme pendant l'hypnose. On sait que beaucoup de rechutes arrivent en peu de temps quand cesse l'effet d'une stimulation nerveuse poussée à l'excès.

comme le montre une simple expérience. Si je lui fais tourner les bras et les mains un moment et que je lui dise de continuer ce mouvement, il ne peut plus s'arrêter, et le mouvement persiste indéfiniment. Il répond aux questions qui lui sont faites par des étrangers comme par moi, et il se réveille tout seul dans quinze minutes. Si je lui dis de se réveiller au bout d'un nombre déterminé de minutes, il le fait à une seconde près.

Cinquième cas. — *Torticolis, etc.*

W. E...., âgée de trente-quatre ans, vint me consulter en mars pour un rhumatisme des muscles du cou, des épaules et du dos. C'est un sujet rhumatisant, et l'affection d'aujourd'hui date de deux semaines, époque à laquelle elle s'est exposée à l'humidité et au froid. Depuis ce temps elle ne peut ni s'habiller ni se déshabiller toute seule, et le moindre mouvement de la tête ou de la partie supérieure du corps détermine de la douleur. Les muscles sont sensibles au toucher, sans qu'il y ait cependant du gonflement ni aucun trouble constitutionnel. On lui conseilla d'essayer l'hypnotisme, et ce ne fut pas sans une certaine répugnance qu'elle y consentit, car elle dit qu'elle n'y avait aucune confiance. En moins d'une minute elle s'endormit profondément ; pendant qu'elle dormait, les muscles furent bien frictionnés et la tête tournée dans diverses directions. Après cinq minutes de sommeil je lui dis qu'elle pouvait remuer la tête et les bras ; ce qu'elle fit sans aucune douleur. Il ne restait, dit-elle, qu'une certaine

raideur. Cette raideur persista jusqu'au matin suivant;
elle disparut alors pour ne plus revenir. La foi n'a rien
à faire avec ce résultat, car, même après avoir obtenu
le soulagement, la malade prétendait que ce ne pouvait
être qu'un effet temporaire.

La malade n'avait aucune conscience des paroles qui
se disaient autour d'elle, elle était insensible aux
diverses impressions extérieures sauf à celles que je lui
rendais évidentes par la suggestion. Elle ne sentait pas
la douleur, ainsi que le prouve sa tranquillité parfaite
quand je lui remuais la tête, mouvement qu'un instant
avant elle ne pouvait pas supporter. Le globe des yeux
était convulsé en haut, et la conjonctive presque insensible au toucher, mais la pupille se contractait fortement à la lumière. Elle n'entendait rien que ma voix, et
elle ne paraissait entendre personne lui adressant la
parole à moins que je ne lui dise de répondre. Le pouls
et la respiration étaient un peu plus lents qu'à l'état de
veille; et la malade avait l'aspect de ceux qui sont dans
un sommeil naturel profond. Le réflexe du genou était
augmenté par suite du non-fonctionnement du centre
inhibitoire, mais, si je disais que le fonctionnement était
possible, le réflexe était moindre qu'à l'état normal [1].

Elle n'était pas susceptible aux suggestions posthypnotiques portant sur les actes ou la conduite. Il
n'était pas possible non plus de suggérer des hallucinations ou des illusions sensorielles.

---

[1] Le Dr Myers m'a dit avoir vu le réflexe du genou supprimé en
apparence par suggestion dans la clinique de Bernheim.

SIXIÈME CAS. — *Céphalalgie traumatique.*

E, H..., employée de poste, âgée de trente-deux ans, vint se faire traiter en juillet. Elle était tombée de bicycle trois semaines auparavant, et sa tête avait frappé contre une bordure de pavé. Le dos avait été aussi endommagé et elle ne pouvait pas lever le bras gauche sans douleur.

Elle était anémique, d'une constitution névropathique. La pression sur l'occipital et le pariétal droits exaspérait la douleur qui depuis le jour de l'accident n'a pas cessé un seul instant. Elle fut étourdie sans perte de connaissance. C'est le sujet le plus susceptible que j'aie jamais vu; une demi-minute après lui avoir dit de fixer mes doigts et de s'endormir elle ferme les yeux et tombe dans un état de somnambulisme profond (6e degré). Frictions données sur la tête, un peu plus énergiques sur les épaules, puis suggestions pour qu'il n'y ait plus ni douleur ni traces de contusion. Dix minutes après, je lui dis de compter jusqu'à vingt et de se réveiller ensuite, — excellente méthode pour éviter le choc du réveil qui arrive graduellement. Elle quitta mon cabinet complètement débarrassée de sa douleur, et il n'y a pas eu de rechute. Dans ces types de somnambulisme profond on peut arriver aux phénomènes les plus avancés de l'hypnotisme. En apparence cette femme est dans le même état que celle de l'observation V, mais elle en diffère en ce qu'elle est susceptible d'avoir des suggestions posthypnotiques: hallucinations négatives, illusions sensorielles, actes automatiques, etc. Il est important de mettre en garde un pareil sujet contre toute tentative d'hypnotisation, sauf dans un but médical et sur la demande qu'elle en aurait faite elle-même au médecin.

SEPTIÈME CAS. — *Diarrhée chronique.*

Le général B..., âgé de soixante-douze ans, vint se faire soigner par l'hypnotisme le 3 avril. Je l'avais déjà traité pour une diarrhée chronique sans grand résultat ; la maladie était considérée comme absolument incurable. Elle date du temps de la guerre de Crimée. Depuis cette époque, il ne passe pas un jour sans aller au moins quatre fois à la garde-robe, les selles toujours claires comme de l'eau. Le moindre motif, la plus légère émotion aggrave son état ; la veille de la consultation il avait eu douze selles. C'est un type éminemment nerveux, quoique pour son âge il jouisse d'une santé robuste. L'hypnotisme produisit sur lui à peu près le même effet que celui déjà vu dans l'observation I, une léthargie légère. Dans cet état, le ventre fut doucement frictionné et je lui suggérai qu'il n'aurait désormais que deux selles par jour et qu'elles seraient louables. Le 4 avril le malade m'annonça qu'il avait eu trois selles dans les vingt-six dernières heures. Il fut de nouveau hypnotisé et les mêmes suggestions furent répétées. Le matin du 5 avril il eut pour la première fois depuis vingt ans la première selle moulée, et depuis cette époque les selles ont continué d'être régulières deux fois par jour, toujours bien moulées et naturelles.

HUITIÈME CAS. — *Éternuement paroxystique.*

F. H..., trente-huit ans, femme de chambre, souffrait pendant l'été 1888 de la fièvre des foins ; les accès d'éternuement persistèrent jusqu'en automne, au point que, lorsque je la vis le 4 octobre, elle me dit que tous les matins en se réveillant elle était prise d'un accès qui durait environ une heure. Pendant tout ce temps elle éternuait au moins quarante fois et les larmes coulaient abondamment. De plus, depuis quelques jours elle souffrait quand elle venait de manger, elle avait de la flatulence et elle était constipée. Hypnotisée, elle tomba de suite dans un sommeil profond (6ᵉ degré de Liébeault). Des frictions furent faites sur le nez, et je lui suggérai qu'elle n'éternuerait plus ; des frictions furent aussi pratiquées sur l'estomac, et je lui fis des suggestions pour régulariser les fonctions digestives. Il ne fut plus besoin de répéter l'opération : les accès d'éternuement cessèrent de suite, et la digestion s'opéra facilement et sans douleur. Pas de rechute.

NEUVIÈME CAS. — *Constipation chronique.*

M. H..., trente-neuf ans, avoué, d'un tempérament lymphatique, vint me consulter en mai 1889, se plaignant de constipation. Il mène une vie tout à fait sédentaire et il prend habituellement des remèdes pour se purger. Appétit capricieux ; langue chargée. Il fut hypnotisé et il tomba rapidement dans le troisième degré. Je lui frictionnai le ventre avec soin et lui suggérai une selle régulière tous les jours après son déjeuner. Le traitement fut presque immédiatement suivi d'effet, et six séances suffirent pour établir l'habitude d'une selle régulièrement après déjeuner.

Dixième cas. — *Névralgie sus-orbitaire.*

E. H..., commis d'agent de change, vint me trouver en juillet pour une névralgie qui durait depuis dix jours. La douleur se compliquait d'accès avec exaspération dans la nuit, et c'est surtout au-dessus de l'œil droit que la sensibilité était extrême et la douleur intense. Celle-ci s'irradiait sur la partie antérieure de la tête et s'étendait parfois jusqu'aux yeux. La santé était altérée; l'état général déprimé. Il tomba dans le deuxième degré de l'hypnose, et le traitement consista en frictions et en suggestions. Il lui fut ordonné de rester pendant une demi-heure dans l'état d'assoupissement et puis il fut réveillé. Il dit alors qu'il se sentait beaucoup mieux et il passa une bonne nuit. Dans trois séances la guérison fut complète. C'était la première fois qu'il avait cette maladie.

Onzième cas. — *Irritation spinale.*

Mme F..., trente-sept ans, vint se faire traiter en avril 1889. La maladie date de la naissance de son premier enfant, il y a dix ans; elle souffre de la colonne vertébrale, principalement dans la région lombaire. Elle ne pouvait pas marcher sans éprouver une grande fatigue et la station debout lui était pénible. Anémique,

habituellement constipée, état de dépression générale.
L'examen de la colonne vertébrale provoque de la douleur; fréquemment elle ressent aux extrémités de l'engourdissement avec des tiraillements. Son état intellectuel était affaibli; grande irritabilité nerveuse. Elle
était susceptible au troisième degré, et ce fut presque
immédiatement qu'elle éprouva la suggestion. Ce cas
présentant un caractère chronique exigea plus de soins
qu'à l'ordinaire, et la malade revint de temps en temps
pour renouveler le traitement. Elle a l'air d'être considérablement améliorée; le caractère est moins irritable,
elle peut marcher deux ou trois milles, elle peut se
tenir debout dans les galeries de peinture et devant les
tableaux sans fatigue comme les autres ladies.

DOUZIÈME CAS. — *Trouble fonctionnel du cœur.*

II. L...., vingt-trois ans, me consulta en novembre 1888,
se plaignant de palpitations soit quand elle faisait
un effort, soit lorsqu'elle était couchée la nuit. Courte
d'haleine, elle éprouvait des vertiges et avait fréquemment des accès de défaillance qui éclataient soudainement. L'examen du cœur ne révèle aucune maladie
organique, et tous les organes paraissent sains. Il y a
quelque temps, elle a eu une forte contrariété; c'est ce
qui a probablement déterminé la maladie actuelle. Elle
fut soignée d'après les principes ordinaires par le fer, la
noix vomique, la digitale, etc., mais elle ne fit presque pas
de progrès. En janvier 1889 je suggérai l'hypnose et elle
fut bientôt mise au troisième degré. Du premier coup
elle fut bien améliorée sous l'influence des suggestions,

lesquelles tendaient à relever l'action du cœur, de telle
sorte qu'après dix séances, dans une période de trois
semaines, tous les symptômes morbides étaient écartés.

TREIZIÈME CAS. — *Symptômes dépendant d'une maladie
mitrale.*

Miss H..., trente-deux ans. Je l'ai soignée à diverses
reprises pendant plusieurs années. Après s'être adon-
née à la lecture et avoir veillé de longues heures, elle
vint me consulter en mars 1889, se plaignant de palpitations, de céphalalgie frontale, de perte d'appétit, de
nausées, de constipation, de faiblesse. Elle avait les
pieds et les jambes enflés, et, sans cause apparente, elle
ressentait brusquement un grand abattement. Elle a un
rétrécissement mitral consécutif à une fièvre rhumatismale qu'elle eut il y a dix ans; le pouls est très faible
et rapide (104). Hypnotisée, elle tomba en somnambulisme profond. Je lui suggérai des mouvements du cœur
moins rapides et une énergie plus grande. Au bout de
quelques minutes, le pouls tombait à 87 et était plus
fort. Des suggestions furent faites relatives à tous les
autres symptômes. et elle fut invitée à rester endormie
environ une heure. Au réveil, elle se sentit tout de suite
beaucoup mieux. Les nausées qui l'inquiétaient depuis
plusieurs mois d'une façon incessante avaient disparu,
et elle ne se sentait aucun malaise du côté du cœur.
De retour chez elle, elle dormit bien cette nuit et l'amélioration se maintint le jour suivant. Le lendemain elle
vint chez moi se plaignant d'une nouvelle crise de palpitations; de nouveau elle fut hypnotisée avec le même

résultat que la veille. L'opération fut répétée trois fois avec un intervalle entre chaque visite de trois jours, et elle fut ainsi complètement débarrassée de toute douleur et de tout malaise. Pendant le traitement hypnotique je m'abstins à dessein de tout remède, mais ensuite j'ordonnai le strophantus contre le gonflement des pieds, sur lequel la suggestion n'avait pas fait grand'chose. Dans quelques semaines le gonflement céda à l'administration du strophantus. Dès la première séance les crises de syncope avaient disparu.

QUATORZIÈME CAS. — *Incontinence nocturne.*

Thomas L..., treize ans, me fut amené en juin 1889 pour cette affection. Ses parents n'ont jamais réussi à lui faire perdre cette habitude ; ils ont essayé cependant divers modes de traitement. Bien entretenu, intelligent, tempérament nerveux. Aucune lésion organique d'aucune sorte. Il est évident que la maladie est sous la dépendance d'une faiblesse fonctionnelle et d'une habitude vicieuse. Il fut hypnotisé tous les jours pendant six jours, et puis une fois par semaine pendant six semaines, et toujours il tomba dans le sommeil profond. Il mouilla le lit une fois la première semaine et une autre fois la troisième semaine, alors qu'auparavant il ne passait pas plus de deux nuits de suite sans le faire. Après cela, l'incontinence ne reparut plus ; il se lève toutes les nuits vers minuit et il vide sa vessie d'une façon absolument automatique. L'avenir de l'enfant risquait d'être compromis parce que ses parents ne pouvaient pas le faire entrer dans une école publique. Il est aujourd'hui dans une grande pension, et il va bien. Je lui ai suggéré de se réveiller à minuit et de se lever pour pisser, et la suggestion s'exécute parfaitement bien.

Quinzième cas. — *Sciatique goutteuse.*

M. S. R.., gentleman âgé de quatre-vingt-un ans et depuis de nombreuses années un de mes malades; il est sujet à des attaques de goutte, qui se manifeste de diverses manières. Cette fois (juillet) elle se manifeste sous la forme d'une sciatique du côté droit. Sur tout le trajet du sciatique la sensibilité est extrême et la douleur très vive. Le traitement que j'avais d'abord adopté — le colchique à l'intérieur et fomentations de têtes de pavot à l'extérieur — fut institué, mais les douleurs ne faisaient qu'augmenter et l'empêchaient de dormir. Le troisième jour je lui proposai de l'hypnotiser; il accepta tout de suite. Dans quelques minutes, par le moyen de la suggestion verbale et de la fixation des yeux il tomba dans un assoupissement léger, et dans cet état je lui frictionnai la cuisse et lui suggérai l'absence de douleur. Le vieillard resta dans cet état d'assoupissement pendant dix minutes et se réveilla se sentant quelque peu soulagé. Il dormit bien la nuit suivante, et l'opération fut renouvelée pendant trois jours consécutifs. Il put alors pendant une semaine laisser le lit, alors qu'auparavant il avait dû le garder pendant trois semaines pour de semblables crises. C'est un sujet extrêmement nerveux et sensible.

Seizième cas. — *Rhumatisme chronique avec atrophie
musculaire.*

Mary T..., trente-quatre ans, couturière, m'est envoyée
en juillet 1889, souffrant d'un rhumatisme rebelle à
l'épaule droite et au coude. Cette affection remonte à
trois ans ; quand elle veut remuer le bras, la douleur
s'exaspère. Cette maladie est venue peu à peu, et a
résisté à tout traitement. La malade est quelque peu
anémique, se plaint d'être constipée, et la douleur la
tient en éveil toute la nuit. Le deltoïde et les muscles
du bras sont beaucoup amaigris ; ils répondent cependant d'une façon normale à l'électricité.

Dès la première séance elle tomba au troisième degré
de l'hypnose, et dans cet état l'épaule et le coude furent
frictionnés en même temps que je lui suggérais la sensation de chaleur et l'absence de douleur. Au réveil, la
malade pouvait soulever le bras presque à angle droit
avec le corps sans ressentir la moindre douleur, ce
qu'elle n'aurait pas pu faire auparavant. Elle fut ainsi
traitée pendant trois semaines. Au bout de ce temps elle
revint dans son pays complètement guérie de sa
douleur, et capable de remuer le bras dans tous les
sens.

Dix-septième cas. — *Dyspepsie nerveuse.*

Miss L..., trente-deux ans, me consulta en février 1889.
Elle a toujours souffert plus ou moins d'indigestions.
Elle est très maigre, son teint est jaune avec des papules
d'acné. Elle se plaignait d'une douleur constante à l'épi-

gastre, lequel était sensible à la pression. Avec les aliments cette douleur augmente et s'accompagne d'une sensation de brûlure au cœur et de palpitations. La circulation se fait mal ; elle a toujours froid aux mains et aux pieds ; céphalalgie fréquente, principalement dans la région frontale. Elle dort mal la nuit, le sommeil est troublé par de mauvais rêves. Elle se sent fatiguée et découragée et n'a aucune aptitude pour n'importe quoi. Son état va en empirant ; elle a suivi toutes sortes de traitements médicaux depuis son enfance pour cette difficulté de digérer. Les dents étaient assez bonnes pour la mastication, constipation habituelle, langue humide, mais chargée. Aucun symptôme de maladie organique, il est évident que la maladie est purement fonctionnelle.

Hypnotisée, elle arrive au second degré de l'hypnose. Dans cet état l'estomac et le ventre sont frictionnés et la chaleur suggérée. Suggestion d'un bon sommeil, d'un bon appétit, de selles régulières, d'une force et d'une énergie plus grandes. La malade suivait une diète sévère, qui fut quelque peu modifiée et élargie. Deux ou trois jours après, l'amélioration était évidente, et le traitement fut renouvelé tous les jours pendant dix jours et puis à de plus longs intervalles pendant un mois. Au bout de ce temps elle allait mieux qu'elle n'avait jamais été. Elle dormait bien, avait bon appétit, et était contente de vivre. L'amélioration s'est maintenue et l'état morbide semble guéri d'une façon permanente.

DIX-HUITIÈME CAS. — *Aménorrhée.*

E. S., vingt-quatre ans, me consulta pour divers symptômes dépendant d'une aménorrhée, en mai 1889,

Pâle, un peu anémique, elle mangeait et dormait bien, mais elle souffrait presque constamment d'une céphalalgie frontale. Elle n'a rien vu depuis cinq mois ; elle attribue cela à un refroidissement survenu à ses dernières époques. Elle a pris du fer, de la quinine, des bains chauds sans aucun résultat. Soumise à l'hypnotisation, elle tomba dans un état de somnambulisme profond. Je lui frictionnai l'abdomen et lui suggérai que les règles viendraient la semaine suivante sans douleur et dureraient trois jours. Ces suggestions furent renouvelées tous les jours, et j'ajoute que le jour de la semaine (vendredi) était suggéré après la seconde visite. De bonne heure, le samedi matin suivant, la fonction menstruelle était rétablie et durait trois jours.

Dix-neuvième cas. — *Dysménorrhée fonctionnelle.*

A. T..., vingt et un ans, secrétaire, vint se faire traiter le 10 octobre 1888. Elle se plaignait de douleurs pendant les règles. Il y a quatre ans qu'elle est réglée, et elle souffre ainsi depuis cette époque. La période retardait toujours de trois à quatre jours ; les pertes étaient rares et à peine colorées ; elles duraient environ trois jours et s'accompagnaient de douleurs dans les reins, de fatigue, de céphalalgie frontale. Elle souffrait aussi de gastralgie, de constipation et de flatulence. Après l'avoir traitée pendant quelque temps d'après la méthode commune, je la soumis à l'hypnotisme le 15 mars, immédiatement après une période menstruelle, et dès la première séance elle tomba dans un sommeil profond (6° degré de Liébeault). Des suggestions furent

faites pour qu'elle digérât désormais facilement, et que
les époques menstruelles fussent aussi exemptes de douleur. Ces suggestions furent répétées deux ou trois fois
par semaine pendant quatre semaines. L'époque suivante
arriva le vingt-neuvième jour et ne fut suivie que d'une
très légère souffrance et d'un peu de malaise, je lui dis de
revenir dans trois semaines, et des suggestions furent
alors faites pour la période suivante. Cette dernière
arriva le vingt-septième jour après la précédente et dura
quatre jours. Les règles étaient plus abondantes et présentaient un meilleur aspect, sans aucune douleur.
Depuis cette époque il n'y a plus eu de dysménorrhée et
elle a vu régulièrement. La digestion se fait naturellement et sans douleur ; la santé générale s'est considérablement améliorée.

Vingtième cas. — Troubles puerpéraux.

F. Y..., âgée de quarante-trois ans, est accouchée de
son cinquième enfant en janvier 1889. Elle est anémique ;
elle a souffert pendant sa grossesse de fortes coliques, de
constipation, d'hémorroïdes, et de céphalalgie occipitale.
La délivrance fut longue. L'utérus relâché se contractait
insuffisamment, et il en résulta une perte de sang considérable. Le placenta resté adhérent dut être enlevé. La
malade se plaignait d'un grand mal de tête et de ne pas
pouvoir reposer depuis l'accouchement. L'utérus est
revenu lentement sur lui-même, malgré les douches
chaudes et l'ergot. Le ventre était très douloureux. Elle
fut hypnotisée en lui disant simplement de fixer mes doigts
étendus et de s'endormir. Dans quelques minutes les paupières commencèrent à se contracter, les yeux se fer-

mèrent, et elle tomba dans un sommeil qui dura quatre heures. Elle se réveilla bien soulagée et sans mal de tête. L'opération fut répétée pendant quatre jours consécutifs et la malade recouvra une santé sur laquelle elle ne comptait plus.

Vingt et unième cas. — *Dipsomanie.*

L. G..., noble gentleman, fortement désireux de guérir, fut confié à mes soins dans le mois de janvier 1889. Le mal était grand, et pendant trois ans il n'avait fait qu'empirer. Toutes les deux ou trois semaines il avait un besoin irrésistible de boire de l'alcool, et il s'y adonnait pendant trois ou quatre jours ; après quoi il ressentait une fatigue nerveuse considérable. Il fut hypnotisé deux fois par jour ; comme la plupart des sujets ainsi malades il se montra très susceptible. Je lui suggérai qu'il ne regarderait plus qu'avec dégoût l'alcool et les liqueurs enivrantes, qu'il n'aurait aucun besoin d'en boire et qu'il n'en aurait même pas la volonté. Sous l'influence de ce traitement, l'appétit fut bientôt meilleur, le gentleman dormit bien la nuit, et recouvra son état normal. Dans quatre semaines il pouvait rentrer dans sa famille. Il m'écrit de temps à autre pour me dire que, malgré quelque tentation exceptionnelle, il n'a aucune envie de goûter l'alcool et qu'il ne faillirait pas à la promesse qu'il m'avait faite [1].

---

[1] J'estime que quatre semaines sont insuffisantes dans le plus grand nombre de cas. — Ici j'avais pour moi l'intelligence et la fermeté du malade. (Voir note, p. 175.)

Vingt-deuxième cas. — *Affaissement intellectuel.*

E. L..., vingt et un ans, ingénieur, me fut adressé pour être traité par la suggestion, par un médecin de mes amis, qui n'avait obtenu aucun résultat par la méthode ordinaire, médicale ou chirurgicale. Dès son adolescence ce jeune homme a pris des habitudes vicieuses qui l'ont mis dans un état déplorable de faiblesse intellectuelle et physique. Il fut facilement hypnotisé et tomba au quatrième degré de l'hypnose. Je lui suggérai la diminution de l'activité morbide fonctionnelle, et lui donnai sur lui-même une volonté plus énergique. Ce malade se croyait sur les confins de la folie et se prêtait bien au traitement ; aujourd'hui, après cinq mois, c'est un homme tout à fait transformé. Il vient chez moi à des intervalles de plus en plus éloignés de façon que tout danger de rechute est écarté jusqu'au moment où l'influence de l'habitude sera radicalement déracinée.

Note. — Si l'hypnotisme n'apportait à la science médicale que de pareils cas de mélancolie susceptibles de guérir, il rendrait encore de signalés services à l'humanité. Dans les cas, même prononcés, d'instinct sexuel perverti, il réussit fréquemment. Le Dr Von Schrenck-Notzing, de Munich, a lu devant le Congrès international des notes sur un cas de ce genre traité par lui avec le plus heureux résultat. La médecine moderne nous enseigne que cette perversité instinctive est consécutive à un état morbide héréditaire ou acquis du cerveau et de la moelle épinière, et constitue une maladie psychique. La suggestion hypnotique paraît agir en réprimant l'accès d'irritabilité fonctionnelle, en développant

et en mettant en jeu l'action inhibitoire des centres
supérieurs du cerveau, qui n'ont pas été développés ou
ont subi une altération.

Il est absolument nécessaire d'obtenir la confiance
des malades en pareil cas. Il faut les observer avec soin
pour ne pas être trompé, comme cela arrive souvent.
Avec beaucoup de ménagements on peut gagner leur
confiance, et alors on est sauvé du danger de permettre
au désir d'être le père de la pensée.

VINGT-TROISIÈME CAS. — *Mélancolie au début avec
illusions.*

M. C. K..., Anglais, résidant en Hollande, vint me consulter en octobre 1889. Il a été hypnotisé seize fois par
le Dr Van Eeden et commençait à s'améliorer. Il est
âgé de soixante et onze ans. A cause de cet âge et de la
passion du malade pour l'alcool, je me demande si le
traitement peut être de quelque profit. Il est foncière-
ment religieux, mais depuis plus d'un an il est tour-
menté par des pensées impies, qui l'assaillent spécialement le matin quand il se lève et ne le quittent plus.

Ces pensées le poussent à blasphémer Dieu. Les
rêves sont remplis de la même idée. Cet état d'esprit
lui a fortement altéré la santé, et en effet il a l'air considérablement affaibli. Il souffre d'une manière à peu
près continue dans la région occipitale; quand il remue,
il a le vertige, et du côté gauche de la face il a des névralgies fréquentes. Il n'y a cependant aucun symptôme
de maladie organique, et il veut absolument essayer ce
mode de traitement. Il tombe dans un sommeil léger,
caractérisé par la possibilité d'ouvrir les yeux avec une
certaine difficulté, et de sentir la chaleur réflexe qui lui

est suggérée. Sous l'influence de ce traitement, il s'améliora rapidement, et il revint chez moi tous les jours pendant quatre semaines. Au bout de ce temps il avait presque complètement recouvré son état normal; à l'état de veille il est absolument le maître de ses pensées. Quand il rêve, les anciennes idées ont une tendance à revenir. Je lui conseillai de partir pour chez lui pendant quelques semaines, et puis il revint à Londres se faire soigner pendant une série de jours. Il fut hypnotisé tous les jours du 15 décembre au 21; il était alors entièrement débarrassé de ses idées désagréables. Il pouvait aller à l'église, chose impossible auparavant, et il fut mieux au moral come au physique. Les selles, qui pendant quelques mois avaient été très irrégulières, devinrent naturelles ; de plus, il n'a presque plus une toux nerveuse chronique. Il est revenu chez lui, d'où il écrit qu'il continue d'aller parfaitement. bien. Le malade fut invité au repos dans l'état hypnotique pendant une demi-heure tous les jours ; pendant presque tout ce temps, je lui parlais doucement et lui montrais que ses mauvaises pensées provenaient d'idées fausses que mes suggestions redresseraient et corrigeraient.

NOTE. — Le cas suivant montre d'une façon éclatante l'utilité de la suggestion hypnotique dans la pratique médicale. Pendant la récente épidémie d'influenza, je fus appelé pour donner mes soins à une jeune femme qui, en plus des symptômes habituels, souffrait d'une congestion du poumon droit et d'un érysipèle de la face. Elle se plaignait beaucoup d'une céphalalgie frontale, de douleurs dans les membres, et n'avait pas dormi la nuit précédente. L'œdème érysipélateux tenait les yeux complètement fermés, et elle y ressentait une douleur brûlante. Je lui demandai si elle voulait dormir et être soulagée ; naturellement elle répondit qu'elle ne demandait pas mieux. La méthode ordinaire était impossible, puisque la malade n'y voyait pas. Je lui caressai doucement le front, lui suggérai l'assoupissement et le sommeil. Ces simples moyens provoquèrent rapidement la somnolence et le repos ; puis, en moins de dix minutes, un sommeil profond qui dura deux heures. La malade se réveilla considérablement soulagée par le repos physiologique que je lui avais suggéré, et guérit tout à fait par le remède habituel. Au surplus, je ne prétends pas que l'hypnotisme guérisse l'érysipèle, la congestion pulmonaire ou toute autre maladie aiguë, mais des expériences nombreuses, pareilles à celles ci-dessus, m'obligent à reconnaître qu'il calme l'éréthisme nerveux, symptôme très inquiétant dans les maladies aiguës, et met le malade dans des conditions très favorables pour guérir et éprouver l'action des remèdes. C'est un palliatif très utile dans les cas de cancer et dans d'autres maladies douloureuses et incurables. Les cas suivants, qui sont de date récente, présentent quelque intérêt.

I. — Hystéro-épilepsie datant de cinq ans chez une jeune fille âgée de quatorze ans. On provoquait la crise en touchant le côté droit de la poitrine (zone hystérogène) ; cette crise était caractérisée par des mouvements convulsifs du côté droit. De plus, presque tous les jours éclataient des attaques simulant l'épilepsie ; il y avait morsure de la langue, et puis survenaient de la fatigue et de l'assoupissement. Cette jeune fille a été soignée dans plusieurs hôpitaux sans grand résultat. L'amélioration commença au bout de la septième ou huitième séance. Il n'y a plus maintenant de zone hystérogène ; elle n'a pas eu de crise depuis trois mois. Toutefois, malgré les suggestions, il n'a pas été possible de provoquer le retour des règles disparues depuis six mois.

Les deux cas qui suivent ne sont pas des exemples de cure brillante, mais ils montrent clairement l'importance qu'il y a de ne pas promettre plus qu'il ne faut dans le traitement de l'hypnotisme.

II. — Miss H... a presque toujours été malade depuis son enfance. Elle est âgée de quarante ans; elle a une ankylose de la hanche droite consécutive à une arthrite, et une légère déviation de la colonne vertébrale. D'un tempérament hystérique et mélancolique, elle est atrophiée, intellectuellement et physiquement. Grâce au traitement suivi avec persévérance pendant un an la vie est devenue supportable; elle peut faire un mille sans grande fatigue et jouer du violon pendant presque une heure de temps. Il y a quelques mois, elle pouvait à peine se traîner hors de chez elle, et depuis de nombreuses années elle n'arrivait qu'à faire un quart de mille. Elle n'est pas restée longtemps à pouvoir jouer; il y avait chez elle une hébétude impossible à vaincre, et puis elle était tout de suite fatiguée après le moindre effort.

III. Miss E... me fut adressée en octobre souffrant d'une hémiplégie droite, hystérique depuis un an. Elle avait éclaté brusquement à la suite de la mort de sa mère, et après un soulagement apparent il y avait eu des rechutes répétées. Elle tombe parfois au troisième, d'autres fois au quatrième degré de l'hypnose. Dans cet état, des frictions sont faites sur le côté paralysé et l'on pratique les suggestions. L'amélioration n'est pas considérable; rechutes après douze séances; la malade resta couchée dans son lit, complètement découragée, pendant une semaine. A son retour chez moi je trouve le bras et la jambe du côté droit plus froids que du côté gauche, et les réflexes du même côté augmentés. Nous persistons dans le traitement pendant trois mois, et nous arrivons à une amélioration manifeste ; la jambe droite est presque aussi chaude et aussi forte que la gauche, et la santé générale s'est grandement améliorée. Dans ce cas on aurait pu presque à bon droit compter sur un résultat plus rapide, la rechute survenue pendant le traitement était faite pour déconcerter. Cela prouve une chose, à laquelle j'ai souvent fait allusion, c'est que les hystériques ne sont pas du tout les meilleurs sujets pour ce mode de traitement.

Mon appréciation sur l'efficacité des remèdes n'a fait qu'augmenter depuis que j'étudie la suggestion hypnotique, car, dans plusieurs occasions, j'ai vu qu'un remède bien approprié écartait un symptôme contre lequel la suggestion avait été impuissante. Le Dr Van Eeden a montré les excellents effets du massage et de la gymnastique suédoise combinés avec le système du Dr Liébeault.

Il est certain que la suggestion hypnotique est appelée à jouer dans l'avenir un rôle important dans le traitement des maladies et le soulagement des souffrances humaines. Avec plus d'observation on apprendra ce qu'elle peut faire et ce qu'elle ne peut pas faire. Si, par suite du dédain des hommes savants, de pareils moyens de guérison venaient à tomber en des mains incapables et indignes, ce serait un malheur national et une honte ; mais il n'y a qu'à montrer la vérité pour rendre une pareille chose impossible. C'est ma conviction.

APPENDICE

Expérience du Dʳ Yung avec des cartes magnétisées. — James
Braid de Manchester. — Durée du sommeil hypnotique. —
Miroir rotateur du Dʳ Luys, hypnoscope du Dʳ Ochorowicz. Théorie du professeur Delbœuf. — Phénomènes de
somnambulisme hypnotique. — Classification du sommeil
hypnotique par Liébeault. — Cas de somnambulisme par
Grazzini. — Méthode des empiriques. — Résolutions prises
au Congrès de Paris. — Statistique internationale d'hypnotisme. — Expériences d'autosuggestion. Hypnotisation
des animaux. — Hypnotisme et transmission de la pensée.
— Guérison par l'art chrétien.

NOTE I. — (*Voir page 11*)

Je sais de bonne source que, suivant les rites d'initiation de plusieurs sociétés secrètes, le candidat est
soumis à des épreuves à peu près semblables. On lui
dit qu'il doit se soumettre à une saignée. Les yeux sont
bandés, le bras est piqué, et un courant d'eau chaude
est dirigé sur le bras.

En même temps, les assistants prennent un air mystérieux et terrifiant ; cela produit un grand effet sur les sujets nerveux et sensibles. Il n'est pas rare qu'à la suite de cette cérémonie survienne une syncope et une exaltation nerveuse, et que le nouveau membre soit rendu malade pour quelques jours.

Le rite est probablement un reste de ces anciennes cérémonies dont la civilisation a fait tomber en désuétude ce qu'elles avaient de désagréable.

Le Dr Yung, privat-docent à Genève, raconte une expérience amusante qui montre fort bien le pouvoir de la suggestion sans hypnotisme. Il l'appelle l'expérience avec des cartes magnétisées. Voici comment il procède : l'air grave et le maintien sérieux, il commence par donner quelques explications sur le magnétisme animal et à montrer comment le fluide subtil peut agir même sur la matière inerte. Après avoir ainsi tenu l'attention éveillée, il arrange avec soin quelques cartes sur la table, et sur ces cartes il fait des passes magnétiques. Par ce moyen, dit-il aux auditeurs, je charge les cartes de mon fluide et je les rends différentes de toutes les autres, de telle sorte que, si quelqu'un en touche une, il changera sa polarité ; ce qui fait qu'on peut la distinguer des autres cartes. Il quitte alors la salle et un assistant touche une carte. Le Dr Yung revient, fait quelques passes sur les cartes et finit par prendre la carte qui a été touchée en disant qu'au contact de cette carte il sent dans le bras une trépidation nerveuse comme à la suite d'un choc électrique.

Puis il ajoute que cette expérience n'a rien d'extraordinaire et que n'importe qui peut en faire autant. La proposition est acceptée, et c'est presque toujours le plus sceptique de la salle qui se présente pour répéter la pantomime de tout à l'heure, il magnétise les cartes, en mettant dans son regard quelque chose de dédaigneux. On ne touche aucune carte, et à son retour on lui dit de ne pas chercher à deviner, mais de voir si réellement il pourra découvrir une différence entre les cartes. Le Dr Yung dit que presque toujours la différence est ressentie et que toujours c'est la carte indiquée qui est la bonne. L'expérimentateur sort de la salle une seconde et une troisième fois, et presque toujours à la troisième fois le sujet affirme qu'il éprouve réellement un choc nerveux très violent comparable à celui du Dr Yung. D'ailleurs le Dr Yung, a toujours un compère qui, par un signe entendu d'avance, lui indique la carte touchée. Il a essayé cette expérience sur huit cents personnes environ, la plupart médecins et savants, et neuf fois sur dix il a par simple suggestion réussi à donner la sensation voulue.

J'ai répété cette expérience un grand nombre de fois, et presque toujours j'ai obtenu le même résultat. Un sujet américain, d'une finesse extraordinaire, m'affirme au troisième essai que le choc était tout aussi fort que celui qu'il avait éprouvé en touchant un puissante batterie statique.

Note II. — *Braid de Manchester*

James Braid avait pour habitude de mettre ses malades dans une sorte de sommeil ou d'extase en leur faisant fixer les yeux et l'attention sur un objet brillant, généralement sa lancette, — tenue à quelques pouces au-dessus des yeux. De cette manière les yeux se fatiguaient et l'esprit était concentré ; il arrivait ainsi à provoquer cet état qu'il a dénommé hypnotisme.

Il a pratiqué son système avec succès pendant un grand nombre d'années à Manchester et il a écrit plusieurs ouvrages dans lesquels il explique sa méthode.

Ce système semble être mort avec lui. C'est depuis que la suggestion avec l'hypnotisme a pris tant d'importance dans notre profession que les ouvrages de Braid ont eu beaucoup de lecteurs. Le plus important, *Neurologie (Londres, 1852)*, a été récemment traduit en français par M. Jules Simon. Un pareil honneur presque trente ans après sa mort est, je crois, unique parmi les auteurs médecins étrangers.

Braid prétendait que l'hypnotisme augmentait l'action du cœur ; il conseillait même aux médecins de ne pas l'employer s'ils soupçonnaient une affection cardiaque. Il croyait à l'impossibilité d'obtenir des enfants qu'ils tiennent leurs yeux fixés sur la lancette pendant les quatre à cinq minutes nécessaires, aussi les considérait-il comme réfractaires. Nous avons vu, d'autre part, que les meilleurs sujets pour la suggestion se rencontrent chez les enfants de trois à quatorze ans. Dans les maladies du cœur, c'est un des moyens les plus puissants pour calmer les mouvements et les rendre réguliers. Braid a été bien près de découvrir la vérité que Liébeault quelques années après a trouvée et vulgarisée.

NOTE III. — *Durée du sommeil hypnotique*

Pour arriver à la solution de cette question, le professeur Bernheim engagea un certain nombre de ses malades à continuer leur sommeil. Il trouva que la durée était de trois à quatre heures, mais, comme dans le sommeil naturel, cette durée varie avec les individus et les circonstances.

Dans certains cas, il a duré quinze heures, une autre fois 18 heures. Dans tous les cas, les malades se réveillent contents et dispos.

Note IV. — *Miroir rotateur du D*r* Luys, hypnoscope du D*r* Ochorowicz.*

Le miroir du D*r* Luys, de la Charité, est employé dans les dispensaires et les hôpitaux quand on veut hypnotiser un grand nombre de personnes dans un court espace de temps. Ce miroir monté sur un pied tourne rapidement. Quand on le regarde fixement, la vue est éblouie, et l'hypnose se déclare chez les sujets susceptibles. Par ce moyen, on peut hypnotiser en même temps toute une salle, et on a le loisir de pratiquer la suggestion. On vend beaucoup de ces instruments à Paris, mais je ne crois que dans la pratique privée ils ne rendraient pas de grands services. Le D*r* Liébeault et d'autres médecins opèrent fréquemment sur trente ou quarante malades par la méthode ordinaire, dans une matinée, sans se fatiguer. Le seul avantage que je vois dans cette manière d'hypnotiser, c'est la vente des instruments.

Le D*r* Ochorowicz, ancien professeur de physiologie à Lemburg, a inventé un instrument pour mesurer la susceptibilité hypnotique; il l'appelle l'hypnoscope. C'est un aimant en acier, en forme d'anneau, que l'on met au doigt du malade. Les personnes susceptibles éprouvent une sensation d'engourdissement et de raideur en ce point après avoir gardé l'instrument peu de temps ; il arrive même qu'elles ne peuvent plus remuer le doigt qui devient rigide. Le Dr Ochorowicz paraît croire lui-même que c'est là un effet de la suggestion. Il n'est pas douteux que le malade qui est si facilement influencé par l'imagination ne soit un bon sujet pour le traitement. Je crois tout de même qu'il y a beaucoup de personnes suffisamment susceptibles à l'hypnotisme pour retirer des avantages de la suggestion, et qui cependant resteraient réfractaires à une pareille action. Ceux qui ont lu la *Neurologie* de Braid se rappellent la visite qu'il fit à une lady qui prétendait être sensible à l'aimant au point de pouvoir le reconnaître tout de suite chez une personne placée près d'elle. Braid resta chez elle pendant une heure avec un puissant aimant dans sa poche, à quelques pouces d'elle, mais elle ne ressentit aucun malaise parce qu'elle ignorait s'il y avait un aimant. Il m'est souvent arrivé de provoquer de nombreux symptômes curieux chez des personnes impressionnables en passant un aimant sur un membre, mais toujours ces symptômes étaient ceux que j'avais eu le soin de suggérer.

NOTE V. — *Théorie du professeur Delbœuf*

Parmi les nombreuses théories qui ont été données dans ces dernières années pour expliquer l'influence de la suggestion hypnotique sur les fonctions organiques, celle du professeur Delbœuf, de Liège [1], mérite d'être citée par ce qu'elle présente d'ingénieux.

Il suppose que dans un état plus rapproché de la vie les fonctions organiques peuvent avoir été sous le contrôle de la volonté et de la conscience, mais par le développement, l'influence toujours grandissante du monde extérieur et l'attraction qu'il exerce, affaiblit le pouvoir de contrôle qui finit par rester à l'état latent.

Dans l'état hypnotique les facultés sont affranchies des choses extérieures, et il est possible de les diriger ou de les concentrer sur un ou plusieurs organes internes et sur leurs fonctions. En ce moment le pouvoir qui n'a pas été complètement perdu s'exerce de nouveau pendant quelque temps.

En montrant que le contrôle peut encore s'exercer quelquefois sur le fonctionnement des organes, il dit que pendant une longue opération sur les dents il avait réussi à diminuer la sécrétion salivaire en dirigeant son attention et sa volonté sur cette fonction. Les cas du colonel Towusend et du fakir indien cités au chapitre II sont d'accord avec cette théorie.

Le Dr Delbœuf arrive à dire qu'à l'état de santé parfaite les organes et les fonctions marchent avec harmonie et qu'il est heureux pour nous de ne rien savoir et ne rien sentir de ce côté ; mais, quand la vie organique cesse d'être normale et qu'une fonction est altérée, il serait utile de pouvoir diriger la volonté et l'attention sur la partie affectée. En affranchissant l'attention de la vie de relation, l'hypnotisme rend la chose possible

[1] *De l'origine des effets curatifs de l'hypnotisme.* Paris, 1887. Voyez aussi une critique dans *Mind*, 8 janvier 1888.

et fait que l'esprit peut reprendre sa connaissance et la volonté son contrôle.

NOTE VI. — *Quelques phénomènes de somnambulisme hypnotique*

Un certain nombre de phénomènes jusqu'ici inexpliqués peuvent se rencontrer chez des sujets qui arrivent au dernier degré de somnambulisme hypnotique.

Ces personnes sont rares et toujours, selon moi, d'un tempérament hystérique, avec une tendance à la phtisie, à la scrofule ou à toute autre maladie chronique.

Ces phénomènes, nous l'avons déjà dit, ne présentent qu'un intérêt purement psychologique et n'ont aucun rapport avec la suggestion thérapeutique.

Il y a à Nancy parmi les malades du Dr Liébeault une jeune femme nommée Camille qui sert le plus souvent d'expérience parce qu'elle arrive rapidement à l'état le plus profond de somnambulisme hypnotique.

Comme la plupart des hystériques, elle est fière de son infirmité ; aussi, sans être un sceptique outré, est-il permis de contrôler les expériences faites sur elle. L'une des plus curieuses est la production par la suggestion d'hallucinations négatives. On dit à Camille aussi bien qu'à une ou deux autres personnes de même tempérament nerveux qu'au réveil elle ne verra pas tel ou tel, malgré que ce dernier lui parle, la touche, ou même la pince, et la suggestion se réalise. Ou bien encore on leur suggère que la porte n'y est plus, et alors, quoiqu'en apparence tout à fait réveillés, ces sujets cherchent en vain à franchir le seuil jusqu'à ce que le charme soit rompu.

A mon retour à Londres, j'ai eu la chance de rencontrer une lady s'intéressant beaucoup à ce genre d'études, et qui est en même temps susceptible de tomber aux degrés les plus avancés de somnambulisme hypnotique. Elle a pour mari un savant qui s'intéresse aussi beaucoup à l'hypnotisme. Ils ignoraient tous les deux les phénomènes que je voulais produire ; je me trouvais donc dans d'excellentes conditions.

Miss H... est âgée d'environ trente ans, petite, mince et blonde. Elle est très nerveuse, éprouve parfois des phénomènes hystériques ; elle jouit cependant d'une bonne santé, est intelligente et accomplit ses devoirs domestiques avec beaucoup d'activité. La première fois que j'ai essayé de provoquer une hallucination négative, son mari était retenu dans sa chambre par un refroidissement et était assis dans un fauteuil à côté du feu à quelques pieds loin d'elle. Je l'hypnotisai et lui dit qu'à son réveil elle ne verrait pas son mari, qu'elle ne l'entendrait pas s'il lui parlait, et ne le sentirait pas s'il la touchait. Tous ces phénomènes se réalisèrent à la lettre. Elle était en apparence tout à fait réveillée, et cependant si je lui demandais où était son mari, elle me disait qu'elle ne le savait pas, mais qu'elle pensait qu'il était monté et qu'il serait bientôt dans la chambre. Son mari lui parla, l'appela par son nom, lui demanda ses remèdes, de remuer le feu, ce qu'il y avait pour souper, et lui posa une foule d'autres questions. Elle ne bougea pas, car elle ne l'entendait pas, et cependant elle conversait avec moi très bien. M. H... s'approcha alors de sa femme, lui toucha la main, s'assit à côté d'elle et lui parla, mais il était évident que pour elle il n'exis-

tait plus, car rien ne dénotait qu'elle eût la moindre
conscience de sa présence. Je dis alors à Mrs H.., de parler à l'impersonnel. Ce Monsieur lui dit : « Mrs H.., venez
à cette table prendre les gants du docteur et essayez-les. »
Elle fit comme si elle n'entendait pas, mais bientôt elle se
leva, alla jusqu'à la table et essaya mes gants ; chose
qu'elle n'aurait jamais songé à faire de sa propre initiative. Je lui demandai pourquoi elle faisait cela, et
elle me répondit : « Je ne sais pas, je pensais que cela
me ferait plaisir. » Elle ne se doutait pas en agissant
ainsi, qu'elle obéissait à l'impulsion d'un autre. Je lui
soufflai sur les yeux et lui dit : « Mrs H..., voici votre
mari à côté de vous, vous pouvez le voir maintenant. »
Elle regarda fixement du côté du fauteuil pendant un
moment, et puis elle dit : « Oui, je le vois maintenant,
mais où était-il il y a une minute ? » Et puis, elle ajouta :
« Tout d'abord il me paraissait petit et indistinct, mais
maintenant je le vois très bien [1]. » Nous savons que
nous pouvons regarder un objet sans le voir quand
nous sommes plongés dans des pensées sombres ou
préoccupés de quelque chose. Nous avons un exemple
de ce fait chez les gens affairés qui passent dans

[1] Binet et Féré, *op. cit.*, p. 311, relatent une expérience con-
cluante montrant la réalité de cette cécité psychique. Un de leurs
sujets avait une zone hystérogène dans la région mammaire du
côté droit comme du côté gauche ; la plus légère pression provoquait immédiatement une attaque d'hystérie. L'un de ces médecins
se rendit invisible par suggestion, et en même temps fit disparaître
cette sensation quand il touchait la zone. La plus forte pression ne
causait pas la moindre crise, le sujet ne faisait rien pour repousser
l'expérimentateur, il se plaignait seulement d'une sensation vague
d'oppression. Mais, si toute autre personne plaçait la main sur cette
région, alors le sujet reculait de frayeur.

la rue, à côté de leurs amis, sans les voir quoiqu'ils aient leurs yeux tournés vers eux pendant un certain temps. Ils affirment ensuite qu'ils ne les ont pas vus, et réellement ils disent vrai. *Ils ont des yeux et ils ne voient pas.* La rétine est physiquement impressionnée, mais cette impression ne va pas jusqu'au cerveau pour y être coordonnée, ou jusqu'à la conscience pour y être enregistrée ; ce qui fait qu'il n'y a pas perception.

J'ai appris seulement ce matin, en lisant un article du professeur Liégeois [1], ce fait curieux que dans le somnambulisme hypnotique le sujet peut exécuter une suggestion alors que, par suite d'une action nerveuse inhibitoire, il n'aura pas entendu, il n'aura même pas vu la personne qui la lui a donnée. Cette même lady m'engagea gracieusement à essayer sur elle d'autres expériences faciles. Elle ne savait pas quelles seraient ces expériences, elle demandait seulement de ne pas paraître ridicule et de ne pas trop souffrir. Quand elle fut dans le sommeil hypnotique, je la touchai légèrement et lui tins mon index sur une petite surface du poignet, en même temps que je lui dis: « La pauvre Mrs H... s'est brûlé le poignet ; c'est probablement avec de l'eau bouillante, la partie est rouge et paraît douloureuse. » Quelques moments après, je la réveillai, et elle se mit de suite à se frotter le poignet comme si elle y ressentait de la douleur. Je lui demandai pourquoi elle faisait cela, et elle me répondit : « Je pense que j'aurai versé de l'eau bouillante sur mon poignet, j'y sens comme une brûlure. » Je regardai la marque ; il y avait une

---

[1] Un nouvel état psychologique, *Revue de l'hypnotisme*, août 1888.

plaque très visible de rougeur dans une étendue de 6 pences. Peu à peu cette plaque se dessina davantage et la rougeur devint plus accentuée. Comme la douleur allait en augmentant, j'aurais dépassé les bornes permises en poussant plus loin l'expérience, et j'hypnotisai de nouveau Mrs H... pour lui dire qu'il n'y avait pas de brûlure, et que lorsqu'elle se réveillerait il n'y aurait plus ni rougeur ni douleur. En peu de temps, en effet, la trace de brûlure avait disparu, et la malade réveillée ne ressentait plus aucun malaise au poignet. Cette même lady se plaignit après la première séance de frissons et de contracture, mais il me suffit de lui suggérer qu'elle n'éprouverait plus ces symptômes désagréables, et je le lui affirmai qu'elle n'en serait plus incommodée dans la suite.

Ces expériences n'ont aucun rapport avec la suggestion thérapeutique ; mais elles sont intéressantes parce qu'elles montrent l'exactitude avec laquelle les phénomènes que l'on produit à Nancy peuvent être reproduits en Angleterre.

Le Dr Luys, médecin à l'hôpital de la Charité à Paris, montra quelques expériences extraordinaires sur un sujet somnambule et hystérique devant des médecins, en octobre 1888 ; le même mois, le Dr Vizioli fit une pareille communication devant les membres du Congrès médical réunis à Rome.

Le plus grand nombre de psychologues éminents du continent reconnaissent l'importance de l'hypnotisme dans les recherches des problèmes psychologiques. Binet et Féré, dans leur ouvrage déjà cité, disent ceci : « L'hypnotisme nous semble remplir une lacune..... »

Associé à l'examen clinique des maladies mentales et nerveuses, il donnera à la nouvelle école de psychologie expérimentale la méthode qui lui manque, et fournira l'explication des phénomènes en ayant pour base l'expérience.

Note VII. — *Classification du sommeil hypnotique, par le D' Liébeault*

Premier degré. — Le malade sent les paupières lourdes et un assoupissement général.

Deuxième degré. — Il est caractérisé par la catalepsie suggestive. Quand l'opérateur place le bras du sujet dans une certaine position, et lui dit qu'il doit rester ainsi, le malade ne peut plus baisser son bras, lequel conserve une rigidité et une immobilité qu'il ne pourrait pas garder si longtemps à l'état normal. A ces deux degrés, la conscience est à peu près complète; le malade nie souvent avoir été hypnotisé, parce qu'il a entendu et qu'il se rappelle toutes les paroles qui lui ont été dites. Une grande proportion de gens ne dépasse pas ce degré.

Troisième degré. — Le malade a encore conscience dans une certaine limite de tout ce qui l'entoure. Il entend les paroles qu'on lui adresse, mais il éprouve un grand besoin de dormir. Le mouvement communiqué à un membre continue automatiquement. Si on met le bras en mouvement rotatoire, ce mouvement continue jusqu'à ce que l'opérateur l'arrête.

Quatrième degré. — Au quatrième degré de sommeil hypnotique, le malade cesse d'être en relation avec le monde extérieur. Il n'entend que ce que lui dit l'opérateur.

D'après le D' Liébeault, le cinquième et le sixième degré constituent le somnambulisme. Au cinquième degré, le souvenir de ce qui s'est passé pendant le sommeil est confus et revient difficilement. Au sixième degré, le malade est impuissant à se rappeler spontanément rien de ce qui s'est passé pendant qu'il dormait. Dans cet état, on peut provoquer tous les phénomènes de suggestion posthypnotiques. Ce degré est d'un très grand intérêt pour les psychologues.

Quoique la mémoire spontanée soit abolie, elle peut être rappelée en hypnotisant le sujet, et en lui demandant ce qui s'est passé dans le sommeil précédent. C'est surtout dans cet état rare, où le sujet a perdu son libre-arbitre, que l'on est répréhensible, si l'on arrive jusqu'à l'abus. En pareil cas, la médecine légale joue un rôle très important.

Note VIII. — *Cas de somnambulisme, par le D' Grazzini*

Un savant médecin bien connu, le D' Grazzini de Florence, a été assez bon pour m'envoyer dans une lettre des observations relatives aux faits dont je parle à la page 37. Elles présentent un si grand intérêt au point de vue psychique, que je me sens obligé de les traduire et de les publier *in extenso*, quoiqu'il soit bien entendu que de pareils phénomènes sont en dehors de la thérapeutique psychique, en tant que méthode de traitement. En Angleterre, nous ne voyons presque jamais de cas semblables : je crois qu'ils ne sont pas rares chez les races latines. Le *dormeur Soho*, célèbre hystérique français, excite parfois la curiosité scientifique par sa tendance aux accès prolongés d'extase ou de somnambulisme. En novembre 1888, il a eu une crise de sommeil qui a duré treize jours, et pendant laquelle il était susceptible de recevoir toute espèce de suggestion. Le Dr de Wateville provoque chez lui des illusions, afin de prouver à la police, comme il me le dit, le tort que l'on a de permettre à n'importe qui d'avoir accès chez lui.

En Angleterre, nous entendons souvent parler de filles qui jeûnent ; j'imagine que ces cas rentrent dans la même catégorie des dormeurs. Comme nous le verrons dans la lettre du Dr Grazzini, la suggestion guérit ces cas d'*hypnotisme spontané*.

« Je crois que le cas suivant d'hypnotisme spontané vous intéressera. G. F..., d'Alessandrie (Piémont), âgé de trente-deux ans, de faible constitution et d'apparence délicate, la figure pâle et imberbe, et de son état prestidigitateur nomade. Pour l'hypnotiser, il me suffit de lui faire fixer un de mes doigts et de lui dire de dormir. Il lui arrive de tomber spontanément dans cet état lorsqu'un rayon de lumière vient frapper ses yeux dans la rue ou dans une chambre brillamment éclairée [1].

« On peut, je crois, donner à ce cas le nom de grand hypnotisme car les diverses phases se succèdent d'une façon régulière et caractéristique.

---

[1] Cet homme était sujet à ces attaques d'hypnotisme spontané avant d'avoir jamais été hypnotisé. La chose n'est pas rare chez les hystéro-épileptiques. — C.L.T.

« Au degré léthargique, tous les membres sont dans un état de relâchement et d'une hyperexcitabilité neuro-musculaire bien marquée. La plus légère pression ou même le moindre attouchement du nerf ou du muscle détermine un mouvement correspondant.

« Quand on lui soulève les paupières, il passe immédiatement de l'état léthargique dans l'état cataleptique. On peut alors lui donner les positions les plus difficiles et les plus impossibles, on peut le manier comme de la cire, et il garde la position qu'on lui donne, aussi long-temps qu'on le désire, sans effort et sans fatigue. Soulève-t-on seulement la paupière droite, le côté corres-pondant du corps entre seul en catalepsie, tandis que l'autre reste dans l'état léthargique, et *vice versa* si c'est l'œil gauche qui soit ouvert. Une légère pression sur le sommet de la tête le fait tomber en somnambulisme ; dans cet état, il est susceptible de recevoir des sugges-tions. Je lui suggère, par exemple, qu'à son réveil il ne pourra pas parler, ni remuer tel membre, et la sug-gestion se réalise ; la parole et les mouvements de ce membre restent paralysés jusqu'à ce que je retire la défense. De plus, sur mon ordre, il ira sur des places qu'il ne connaît pas, et parlera à des gens qui sont pour lui des étrangers, et cela, l'heure et le jour que j'aurai fixés. Il est allé dans l'atelier d'un artiste de mes amis au moment précis que je lui avais suggéré huit jours auparavant, et quand on lui demanda pourquoi il avait agi ainsi, il ne pouvait pas en donner la raison, il était surpris et contrarié d'être venu là, car en ce moment il était engagé dans un village voisin. C'est dans cette occasion que je l'ai mis en somnambulisme, et que je lui ai suggéré de dessiner une tête faite par mon ami (page 41, je fais allusion à ce fait). Il reproduisit le dessin avec la facilité et la rapidité d'un véritable artiste. A l'état de veille, au contraire, quand il voulait dessiner, il faisait des barbouillages enfantins, comme vous le verrez dans les photographies que je vous envoie [1].

« J'ai voulu répéter sur ce sujet susceptible les expériences que le Dr Luys a lues devant l'Académie de médecine de Paris, pour montrer l'influence à distance des remèdes sur une personne hypnotisée. Sans vouloir participer nullement aux discussions que ces expériences ont soulevées dans l'Académie, je dirai seulement qu'en tenant tout près du dos du sujet, mis en état somnambulique et ignorant ce que je voulais faire, des tubes de verre contenant du tartre stibié ou d'ipéca, invariablement je provoquais des nausées, de l'agitation et des crises violentes de vomissements. Ces symptômes cessaient dès que j'éloignais les tubes. Mais quand les tubes étaient préparés par une tierce personne, et couverts de papier, de sorte que j'ignorais moi-même la nature du contenu, il n'éprouvait plus les effets physiologiques des remèdes employés, mais seulement des symptômes vagues tels que des contractures plus ou moins violentes ou diverses émotions. Je dois ajouter que ces expériences furent répétées en présence de mes

[1] Le Dr Grazzini m'a envoyé quelques photographies dessinées par cet homme à l'état de veille et à l'état de somnambulisme. Il m'a aussi envoyé des copies de lettres écrites par lui-même et qui sont tout ce qu'on peut attendre d'un paysan ; d'autres, écrites à l'état de somnambulisme, et alors qu'on lui avait suggéré qu'il était général, ou grand'mère, ou petit garçon. Ces lettres sont tout à fait d'accord avec la position supposée.

collègues et amis de l'hôpital *Fatebene Fratelli* (de Florence), dans lequel avait été conduit G. F..., qu'on avait mis dans mon service[1].

« Pendant que ce malade était à l'hôpital, un charbon énorme se développa sur sa cuisse droite, et, comme l'opération s'imposait, je voulus moi-même profiter de l'hypnotisme pour provoquer l'anesthésie. On lui fit une large incision, la cavité fut nettoyée et grattée pendant qu'il était en léthargie sans qu'il manifestât le moindre signe de souffrance, et au réveil il n'avait pas la moindre idée de l'opération qu'on lui avait faite.

« J'ai remarqué que l'application d'un aimant le long de la colonne vertébrale et sur la tête arrêtait les états léthargique et cataleptique, et je crus pouvoir ainsi guérir G. F... de cette tendance morbide à tomber spontanément en catalepsie, ce qui l'empêchait de s'occuper de ses affaires, et l'exposait à des suggestions dangereuses et criminelles.

« C'est pourquoi je lui suggerai de porter un aimant de force moyenne attaché autour du cou et d'en acheter un à sa sortie de l'hôpital. Il suivit exactement mes conseils, et quatre mois après il pouvait quitter l'aimant du cou. Durant cette période il n'a pas eu la moindre crise d'hypnotisme, et cependant il est constamment exposé à la lumière éclatante des cafés et autres lieux publics où l'appelle son métier de prestidigitateur.

[1] Des discussions qui ont lieu à l'Académie il résulte que, pour expliquer ces effets des remèdes à distance, il faut que le sujet devine d'une façon quelconque la nature du remède contenu dans le tube, et agisse en conséquence. Chez les sujets bien nerveux les sens sont d'une forte puissance dans le somnambulisme, et la moindre allusion par un mot ou un geste suffit pour que la suggestion ait son effet.

« Mais, comme cela arrive fréquemment, la suggestion perdit peu à peu de son efficacité, et la dernière fois que je l'ai vu, il m'a dit qu'il avait eu une ou deux crises légères. Je crois qu'en répétant la suggestion de temps en temps cette tendance pourrait être amoindrie, sinon guérie, mais, comme j'ai perdu cet homme de vue, et que d'ailleurs il a quitté Florence, mon traitement ne peut pas être suivi [1].

« Avant de terminer cette lettre je dois ajouter que je me suis servi de l'hypnotisme comme agent curateur dans un cas de danse de Saint-Vitus. Le malade, un jeune homme, avait été soigné sans succès par toutes sortes de remèdes, la maladie étant très rebelle. Il est aujourd'hui complètement guéri grâce aux suggestions que je lui ai faites dans le sommeil hypnotique. Je le faisais dormir une demi-heure chaque fois pendant douze jours consécutifs.

« Si vous jugez ces expériences dignes d'être publiées, vous pouvez le faire ; elles sont peut-être de quelque utilité dans les recherches psychologiques et thérapeutiques [2].

Florence, 13 décembre 1888. (Signé)

G. B. GRAZZINI.

[1] En pareil cas, le Dʳ Liebeault aurait certainement insisté pour que le malade revienne de temps à autre jusqu'à disparition complète de l'habitude morbide.

[2] Le Dʳ Grazzini vient de m'écrire qu'il a considérablement étendu l'usage de la suggestion hypnotique dans sa pratique, et qu'il est enchanté des résultats obtenus.

Note IX. — *Méthode des empiriques*

C'est en considération du sentiment public que les *professeurs* nomades s'appellent eux-mêmes hypnotiseurs, mais il est facile de voir qu'ils ne font pas cela sans quelque protestation et qu'ils aimeraient bien mieux prendre l'ancien nom de mesmérisme ou encore de *magnétisme animal*.

Leur méthode est partout la même. Un certain nombre de sujets déjà hypnotisés sont éparpillés parmi les spectateurs, et lorsque le professeur demande des personnes de bonne volonté, ceux-ci se précipitent sur l'estrade, et forment un noyau pour les expériences. Il est à prévoir que quelques étrangers voudront bien se prêter aux expériences, et d'une manière ou d'une autre la plate-forme est bientôt remplie de candidats. Le professeur donne à chacun d'eux un disque brillant sur lequel les yeux restent fixés. Au bout de quelques minutes il fait le tour, ferme les yeux d'un sujet et lui dit qu'il ne peut plus les ouvrir ; s'il les ouvre, il le renvoie à sa place ; sinon, il le garde pour tout à l'heure et lui donne un siège sur la plate-forme. Une chose que les expérimentateurs font aujourd'hui avec plaisir, c'est de faire ouvrir la bouche au sujet tant qu'il peut, de le faire tourner vers les spectateurs, et de lui dire qu'il ne peut plus la fermer. Un de mes amis, médecin très occupé, fut ainsi traité dans un établissement de bains étranger, et il n'était pas du tout à l'aise quand il se vit ainsi le point de mire d'une nombreuse assistance. Après ces expériences de suppression des mouvements volontaires, le charlatan se met à provoquer les hallucinations des sens et amuse les spectateurs en leur montrant les choses grotesques que l'on peut faire accomplir par un être humain, lorsque les fonctions supérieures du cerveau ne peuvent plus servir. On peut lui faire croire qu'il est placé comme général à la tête d'une armée en bataille, le faire passer pour un écolier qu'on fouette, ou pour un animal du jardin zoologique. Le patient exécute à l'instant l'ordre donné, et, comme l'expérimentateur ne demande qu'à amuser le public, il se plaît surtout à provoquer des actes nuisibles et à passer avec le plus de rapidité possible d'un état imaginaire à un autre. Aussi n'est-il pas étonnant que ces malheureux sujets se plaignent le lendemain de malaise et de trouble mental; ils peuvent même s'estimer heureux si les accidents consécutifs ne sont pas plus graves. Les représentations publiques ont été prohibées dans la plupart des villes du continent; cette défense a été proclamée l'année dernière à Genève dans de curieuses circonstances. Un de ces professeurs nomades donna une représentation dans la ville, et, parmi ses sujets, il réussit à avoir un certain nombre de citoyens honorables. Après la comédie habituelle, il termina par un grand tour de force, il dit à ses victimes que le lendemain à midi elles iraient sur la place principale et que là elles se livreraient à des exercices variés qu'il leur détailla; il invita en même temps les spectateurs à assister à ce divertissement. Le lendemain, vers midi, la place fut naturellement remplie de curieux, et il se fit un murmure général quand parurent les sujets de la soirée précédente. Comme l'horloge frappait douze heures un citoyen honorable monta sur une

chaise et harangua la foule, deux autres quittèrent leurs
habits et se mirent à courir comme des fous autour du
square, d'autres se livrèrent également à des actes
absurdes conformément aux suggestions faites la nuit
d'avant. Cette représentation fut trop démonstrative
pour les pères de la ville ; le trop habile hypnotiseur
fut chassé de Genève, et il est fort probable que pendant quelque temps les gentlemen, exerçant la même
profession, éviteront d'aller dans cette cité.

Une pareille représentation a autant de rapport avec
la thérapeutique psychique que les bouffonneries d'un
pitre de foire avec la pratique d'un médecin de cour.
Une tolérance pareille sera pour nos descendants un
grand sujet d'étonnement.

Note X. — *Résolutions adoptées au Congrès de Paris*

Les résolutions suivantes ont été prises d'un commun
accord au premier Congrès international de médecins
et jurisconsultes, sur l'hypnotisme, tenu à Paris en 1889 :

Le Congrès reconnaît le danger des représentations
publiques sur le magnétisme et l'hypnotisme, et,
jugeant que l'application thérapeutique de l'hypnotisme
est devenue une branche de la science médicale ; que
son enseignement officiel est du ressort de la psychia-
trie, vote les conclusions suivantes :

1° Les représentations publiques d'hypnotisme et
de magnétisme seront interdites par les autorités admi-
nistratives dans l'intérêt de l'hygiène et de la morale ;

2° L'emploi de l'hypnotisme comme agent curatif

sera soumis à des lois et restrictions qui en régularise-
ront la pratique médicale ;

3° Il est désirable que l'étude de l'hypnotisme et
de son application thérapeutique soit introduite dans
les cours des sciences médicales ;

Le tableau suivant (p. 266) a été envoyé à tous les
médecins qui se sont fait connaître comme pratiquant
l'hypnotisme. Au premier coup d'œil on reconnaîtra
l'importance pratique de posséder la statistique des
faits observés.

STATISTIQUE INTERNATIONALE DE L'IMPRESSIONNABILITÉ HYPNOTIQUE ET DE LA SUGGESTION PSYCHO-THÉRAPEU-TIQUE.

Le tableau suivant a pour objet d'établir une statistique comparative donnant les résultats du traitement
hypnotique.

A. — La proportion des personnes sensibles à l'influence hypnotique.

B. — Le degré d'impressionnabilité du sujet suivant
l'âge, le sexe, la constitution et le tempérament, la
méthode employée pour l'hypnotiser.

C. — La valeur de la suggestion hypnotique comme
agent thérapeutique prouvée par la somme des succès
et des insuccès ; durée de la guérison ; si elle a été
définitive ; amélioration, etc.

Cette enquête est extrêmement importante à cause

du désaccord qui existe sur ce sujet parmi ceux qui font autorité en matière médicale. Voilà pourquoi nous engageons les confrères qui se servent de l'hypnotisme, soit dans un but thérapeutique, soit dans un but scientifique, à remplir ces colonnes avec le plus de soin possible.

Ils voudront bien donner le degré d'hypnose obtenu, et, pour la classification, définir et caractériser les observations de la façon suivante :

I. *Sommeil léger.* — Sensation de fatigue. La volonté du sujet est ou intacte ou seulement modifiée légèrement. Difficulté ou impossibilité d'ouvrir les yeux. Au réveil, le souvenir persiste et le sujet ne croit pas avoir dormi.

II. *Sommeil profond.* — La volonté est ou partiellement ou complètement abolie. Généralement les yeux sont fermés ; quelquefois ils restent ouverts. Au réveil le souvenir est perdu ou incomplet, et le sujet a plus ou moins la sensation d'avoir dormi.

III. *Somnambulisme.* — Amnésie complète au réveil ; possibilité de réaliser des hallucinations ou autres suggestions hypnotiques et posthypnotiques.

NOM, TITRE, FONCTION DU CORRESPONDANT domicile-adresse du correspondant	REMARQUES	NOMBRE DE SÉANCES HYPNOTIQUES	RÉSULTAT INCONNU	ONT ABANDONNÉ LE MÉDECIN AVANT la FIN du TRAITEMENT	DURÉE DES SUCCÈS	RÉCIDIVES	GUÉRISONS	AMÉLIORATION MANIFESTE	AMÉLIORATION PASSAGÈRE	EFFET NUL	MÉTHODE EMPLOYÉE	DEGRÉ D'INFLUENCE 0. Réfractaire. 1. Sommeil léger. 2. Sommeil profond. 3. Somnambulisme.	ÂGE (Approximatif) a=1—10 b=10—20 c=20—30 d=30—40 e=40—50 f=50—60 g=60—70 h=70—100	FEMMES (= f)	HOMMES (= h)	SOMME TOTALE DES PERSONNES
I. Personnes saines.																
II. Personnes malades.																
A. Maladies du système nerveux (affections organiques). Affections traitées.																
B. Maladies mentales.																
C. Grandes névroses : (a). Épilepsie, Neurasthénie, Tétanie, Chorée, etc. (b). Affection hystérique.																
D. Troubles névropathiques divers : (a). Anesthésie, Hyperesthésie, Crampes, convulsions diverses, Névralgies, Céphalalgie habituelle, Migraine, etc. (b). Paralysies fonctionnelles, Parésies.																
(c). Autres troubles nerveux : Incontinence d'urine, Somnambulisme nocturne, Insomnie. (d). Affections névropathiques d'origine psychique : Onanisme, Hypocondrie, Agoraphobie, Impuissance psychique, Habitudes perverses.																
E. Troubles fonctionnels des appareils ou systèmes en conséquence de : (a). Maladies d'organisation : Arthrite, Anémie, Tuberculose, Consécutifs à la syphilis. (b). Affections rhumatismales : Articulaires, Musculaires. (c). Troubles gastro-intestinaux : Vomissements, Catarrhes, Nerveux (crampes, manque d'appétit). (f). Consécutifs aux maladies d'infection. (g). Liés à des maladies externes.																
F. Anesthésie chirurgicale.																
G. Diminution de la fièvre.																
H. Troubles menstruels. - Chlorose.																
J. Autres affections non citées.																
K. Remarques.																
Expériences de stigmatisation, etc.																

Le signe 0 représente l'état de veille.

On voudra bien aussi indiquer la méthode suivie de la manière suivante :

α. — Méthode de Braid et de Charcot. Moyens physiques. Vive impression sensible (lumière, bruit, etc.). Fixation d'un objet brillant. Pression ou friction exercée sur certaines parties du corps (zones hystérogènes). Impressions sensorielles, monotones, etc.

β. — Méthode de Liébeault et de Bernheim. Suggestion : méthode adoptée par l'École de Nancy.

γ. — Méthode combinée ; α employée systématiquement avec β.

Envoyer les détails et les formes ainsi obtenues au Dr Van Schrenck Notzing, Munich.

NOTE XI. — *Expériences d'autosuggestion.*

Le Dr Coste de Lagrave, chirurgien-major de l'armée française, a communiqué une observation intéressante au Congrès international sur l'autosuggestion, et cité plusieurs expériences qu'il a faites sur lui-même dans ces dernières années.

Il est arrivé à pouvoir dormir à volonté et à se réveiller au moment voulu. Il n'a pour cela qu'à se coucher, à penser au sommeil et à l'idée qu'il se réveillera dans tant de minutes. En peu de temps, il a réussi à obtenir sur lui-même une grande puissance : dans l'affaire d'une heure, il pouvait dormir à cinq ou six reprises différentes, et se réveiller la même chose. Il est arrivé aussi à provoquer les rêves qu'il voulait et à se donner des illusions et des hallucinations telles, qu'il finissait par craindre que cet état ne devînt permanent. Il avait la faculté de diriger l'autosuggestion dans un but curatif ; il pouvait se guérir d'une colique, d'une gastrodynie et d'autres affections semblables. Il fermait pour cela les yeux, et concentrait sa pensée sur l'organe qu'il voulait agir. Au bout d'un quart d'heure à une demi-heure, il réussissait généralement à se débarrasser de la douleur. Une fois, étant à cheval avec ses troupes, il souffrait beaucoup de froid aux pieds ; il essaya l'effet de l'autosuggestion. Il ferma les yeux et arriva ainsi à un état d'assoupissement dont il profita pour diriger sa pensée sur les pieds, où il appela la chaleur. En moins d'une demi-heure, il sentait la chaleur aux pieds, et, pendant tout le temps qu'il tint son attention en éveil, la chaleur persista ; mais bientôt, quand il laissa sa pensée prendre une autre direction, le froid revint aux pieds. Cela prouvait, comme il le dit lui-même, que la sensation de chaleur dépendait de l'influence mentale et de la concentration de son esprit. Pour les expériences qui suivirent, il arriva au résultat voulu en moins de temps ; il trouva alors que la sensation de chaleur n'était pas purement subjective, car après avoir quitté les bottes, il sentait la chaleur aux pieds où il venait d'avoir froid. Il obtenait ainsi ce que nous pouvons toujours obtenir dans la pratique ordinaire de l'hypnotisme.

Il cite une curieuse expérience d'autosuggestion dans un cas de prostration nerveuse. Il avait été renvoyé chez lui du Tonkin pour cause de dysenterie ; il y avait un an qu'il était si abattu, si faible qu'il ne pouvait pas faire un mille dans une journée. Une nuit, il se suggéra plus de force musculaire et nerveuse et l'aptitude à marcher sans fatigue. Le jour suivant, il fit 6 milles sans aucune difficulté ; malheureusement, il ne dit pas dans son observation si cet effort fut suivi d'une réaction ou si l'amélioration fut permanente.

Les expériences du Dr Lagrave ouvrent un champ nouveau de recherches intéressantes. Si d'autres savants observateurs viennent les confirmer, elles feront comprendre un certain nombre de phénomènes intellectuels relatifs à la direction de sa propre conscience, lesquels sont, à l'heure actuelle, entourés d'une certaine dose de mysticisme. Les fakirs indiens et les yogis prétendent arriver à un sérieux contrôle de leurs organes et de leurs fonctions par la contemplation, par l'examen de leur intérieur et d'autres exercices intellectuels. Il n'est pas douteux que la plupart de leurs exploits ne soient le résultat de l'auto-hypnotisme et de l'autosuggestion.

Note XII. — *Hypnotisme chez les animaux*

Le Dr Gerald Yeo, professeur de physiologie au Collège royal, fit une communication intéressante à la Société du Collège en 1883 (mécanisme nerveux de l'hypnotisme). Il proposait certaines théories curieuses au sujet des phénomènes hypnotiques, et les expliquait par des expériences sur les animaux. Il fit voir avec quelle facilité on arrivait à hypnotiser des animaux d'organisation différente, comme l'écrevisse, la grenouille, l'oiseau, le cochon d'Inde, par une stimulation soutenue et monotone, et à les faire rester sans mouvement, insensibles aux stimulations ordinaires. Il provoquait cet état en les fixant fortement dans une certaine position pendant quelques minutes, et, quand il voyait que l'animal conservait cette position, bien qu'elle fût anormale, pendant plusieurs minutes, il arrêtait lentement l'influence. L'expérience de Kircher sur un oiseau domestique est l'exemple le plus familier des effets hypnotiques sur les animaux. Si l'on tire une ligne au crayon, et que l'oiseau soit tenu pendant quelques secondes le bec sur la ligne, l'oiseau garde la même position pendant plusieurs minutes. Le D' Yeo dit que pour cette expérience le tracé de la ligne n'est pas nécessaire.

L'habitude qu'ont les fermiers de changer le nid d'une poule couveuse doit probablement sa réussite à l'hypnotisme. La tête de la bête est solidement tenue sous son aile pendant quelques minutes, et on tranporte la poule d'un nid à l'autre. Elle paraît ne pas se douter du changement ; elle reste couchée sur les œufs jusqu'à ce qu'ils soient éclos, ou bien elle est de noûveau changée dans un autre nid de la même façon. L'engourdissement que l'on provoque chez beaucoup d'animaux en leur frottant légèrement la tête est d'observation vulgaire. J'ai souvent vu des nègres de l'Amérique du Sud amenés à un état d'assoupissement voisin du somnambulisme en leur caressant la tête avec la main, et en leur manipulant les cheveux comme s'ils étaient dorlotés par leurs femmes.

Note XIII. — *Transmission de la pensée et hypnotisme.*

Les phénomènes psychiques encore difficiles à expliquer n'ont aucune relation avec la pratique médicale de l'hypnotisme. Si j'établis un rapport de la transmission de la pensée avec l'hypnotisme, c'est que dans beaucoup d'endroits on se figuré que l'état hypnotique favorise cet opération mentale. J'ai souvent mis la chose à l'épreuve expérimentale, et j'ai prouvé, sans égard pour ma propre satisfaction, qu'il n'existe pas de transmission de la pensée dans l'hypnotisme ordinaire.

La pensée au moyen de laquelle j'ai généralement essayé d'influencer mes malades était qu'ils devaient se réveiller quand j'aurais compté mentalement jusqu'à un certain nombre. J'ai tenté aussi cette expérience en dirigeant ma pensée et la suggestion mentale sur la production de sensations locales, telles qu'une sensation de chaleur.

Je peux dire que dans aucun cas ma pensée non exprimée n'a été suivie d'aucune réponse satisfaisante, tandis que, lorsqu'elle a été exprimée en paroles, elle a toujours produit immédiatement et à peu près d'une manière invariable le résultat attendu.

Dès lors mon avis est que l'on doit écarter l'idée de la transmission de la pensée et de son influence dans l'emploi de l'hypnotisme médical. Un pareil phénomène est rare et exige pour se produire des conditions spéciales puisqu'il peut se présenter à l'état de veille.

La croyance si répandue, que l'hypnotiseur peut par la pensée seule exercer une influence sur un sujet, ne repose sur aucun fondement. Malgré cela, d'après les récentes expériences faites par le professeur Janet, du Havre, et par la Société des Recherches psychiques,

lorsqu'un individu très susceptible a été fréquemment
soumis au sommeil hypnotique par le même opérateur,
il s'établit entre celui-ci et l'opéré un courant de sym-
pathie, de telle sorte que le sujet peut être influencé,
même à distance, par une suggestion non exprimée
verbalement. Je crois qu'il est très rare de rencontrer
de pareils sujets ; selon moi, cette rareté est fort heureuse car cette possibilité d'influencer un individu par
suggestion non verbale me paraît ouvrir la porte à la
prédominance d'un esprit sur un autre ; ce qui serait,
lorsque cette prédominance tomberait en de mauvaises
mains, la pire forme de l'esclavage moral.

Note XIV. — *Guérison par l'art chrétien*

Autant que je puis comprendre la méthode de guérison appelée *science chrétienne* et autres modes simi-
laires de traitement qui, comme nous le dit à Leeds
sir J. Crichton-Browne, rentrent dans le cadre de l'enquête médicale, je crois que les cures effectuées chez
certains névropathes ont pour cause les mêmes facteurs
que nous avons déjà étudiés.

L'autosuggestion, comme nous l'avons vu, peut
amener la maladie et une mauvaise santé. Il est donc
facile de concevoir que, dirigée dans un but de santé
au lieu de l'être dans un but morbifique, il est possible
de trouver en elle un agent précieux pour le relèvement
du corps et de l'esprit.

Il est certain que la plupart de ceux qui, sachant diriger sainement leur propre conscience, y trouvent leur
profit, peuvent aussi se faire beaucoup de tort quand ils

sont abandonnés à eux-mêmes dans des dispositions maladives.

Si un hypochondriaque ou un névrosé est capable, par quelque moyen, quel qu'il soit, de se regarder comme fort et bien portant au lieu de se croire faible et malade, il aura acquis un point important, car par la même raison qu'il ne voyait en lui qu'une misérable créature, il peut se faire que dans des condition différentes de la pensée il arrive à réaliser sur lui-même quelqu'un des avantages sur lequel il fixe ses aspirations. Toutefois n'oublions pas que la rêverie se transforme aisément en mélancolie, l'examen intérieur en hystérie, à moins que l'on ne s'observe sérieusement. Nous savons aussi que de tout temps les fanatiques de la foi et les habitués de l'extase ont fini par n'avoir aucun souci ni aucune conscience de leur malaise ou de leur maladie ; cette disparition de la sensibilité ne les a pas empêchés de se consumer dans la maladie et de mourir par suite de leur négligence [1].

[1] En automne dernier j'ai eu l'occasion d'entendre quelques leçons sur la Science chrétienne par des Américains très convaincus. Le sujet m'intéressait beaucoup, car j'étais impatient de savoir jusqu'à quel point l'imagination et ce qu'on appelle l'*esprit sous-conscient* affectent la fonction et influencent la santé en dehors de l'hypnotisme

Leurs théories étaient belles, d'une morale très élevée, dont l'application semblait être de beaucoup au-dessus du sens commun. La conférence avait pour but de montrer comment on pouvait traverser une épidémie sans en être atteint, et comment surtout on pouvait éviter l'influenza, qui venait de faire son apparition dans l'Europe orientale. La plupart des auditeurs étaient honnêtement convaincus qu'en dirigeant leur pensée dans le sens de la santé avec l'idée que le *Bien* avait plus de puissance que le *Mal*, ils pouvaient échapper à toute espèce de maladie, car la pensée saine donne un sang sain, et avec un sang sain les gerbes morbifiques n'ont aucune chance de se développer et de se multiplier. Mais, hélas ! pendant l'invasion

J'ai souvent réussi, conformément aux idées du Dr Lagrave, à me réveiller à un moment déterminé à l'avance, et je suis bien sûr qu'avec un peu de pratique n'importe qui arriverait à faire la même chose. Je crois cependant que les autres effets d'auto suggestion dont il parle ne peuvent être obtenus que par un sujet hystérique et névropathe.

Ces expériences prouvent une fois de plus l'exactitude de la théorie de Bernheim, qui dit que dans l'hypnotisme c'est le sujet qui s'hypnotise lui-même, et que c'est l'évocation de ses propres forces (sous le stimulant de la suggestion) qui constitue l'agent curateur dans le traitement. Dans tous les cas une pareille conception de la puissance suggestive est bien plus belle et plus noble que celle de ce courant que l'on admettait avant Braid, et qui est encore admis par les magnétiseurs ignorants, lesquels voudraient nous faire croire à l'existence d'un fluide passant de l'opérateur au sujet.

Le Dr Byron Bramwell, parlant du rôle important que joue l'effort volontaire dans la paralysie, cite

---

de l'influenza, la plupart de ces braves gens succombèrent, quelques-uns eurent des bronchites et des inflammations pulmonaires, et eurent à souffrir beaucoup plus que la plupart d'entre nous, parce qu'ils voulaient lutter contre la maladie, être plus forts qu'elle, et négliger de faire ce qu'il fallait pour le traitement. La conclusion naturelle est que la pensée du malade ne peut avoir un bien grand effet sur le bacille de l'influenza. Il ne manque pas d'autres exemples de mort survenue pendant le cours d'un pareil traitement pour apprendre que les maladies du corps doivent être soignées avec des remèdes matériels. La place est assez large pour le traitement moral des maladies nerveuses. Ceux qui voudront étudier ce sujet intéressant le trouveront très clairement exposé dans *Christian Theosophy* du Dr Dewey (New-York, 1887).

l'exemple du célèbre sportman [1] feu M. Horatio Ross :
« A l'âge de quatre-vingt-deux ans, M. Ross eut une
attaque d'hémiplégie dont le point de départ était probablement une embolie. Un neurologue distingué de
Londres le vit, et, étant donnés l'âge avancé du malade
et la nature très sérieuse de l'attaque, ce médecin ne
donna pas un avis bien favorable, car d'après lui le
malade ne se servirait jamais plus du bras. Peu de
temps après, ce malade vint à Edimbourg et se confia
aux soins du Dr Foulis, qui déjà l'avait traité. Quand
il consulta le Dr Foulis la paralysie du bras, quoique
non absolue, était considérable ; quant à la jambe, elle
pouvait bien mieux fonctionner ; il en est d'ailleurs
presque toujours ainsi dans ces sortes de maladie.

Le Dr Foulis a une grande confiance dans les cas de
paralysie sur les bons effets des efforts volontaires fréquemment renouvelés, et il expliqua à M. Ross l'importance qu'il y avait de faire des efforts fréquents et
systématiques pour amener les muscles paralysés à
une contraction volontaire. M. Ross, qui était un
homme d'une volonté de fer et qui, étant plus jeune,
avait des muscles de fer, comprit fort bien ce que ce
mode de traitement avait de rationnel, et se mit à travailler dans ce sens avec opiniâtreté et une ferme conviction. Tous les jours, pendant un grand nombre de
fois, il essaya de faire chacun des mouvements propres
à la main, à l'avant-bras et au bras. Les muscles paralysés commencèrent bientôt à jouir de quelque puissance ; chaque jour, pendant presque toute la journée,

[1] *Études de médecine clinique*, vol. 1, n° 6.

il s'appliquait à exercer quelque forme de mouvement musculaire. Deux mois après le début de ce traitement je fus appelé pour le voir; on voulait savoir si l'électricité ferait quelque chose. Il avait alors gagné dans le bras des mouvements très étendus; dans la jambe ces mouvements étaient bien plus faciles. Le malade continua cette gymnastique musculaire et au bout de trois à quatre mois il arrivait à se servir de ses membres. Il pouvait, en effet, si bien se servir de son bras paralysé que le 12 août suivant il était capable de ramer sur un étang, et aujourd'hui il lui serait facile de tuer plusieurs paires de coqs de bruyère. »

Le D\ Bramwell attribue la rapide guérison de M. Ross à l'exercice du pouvoir de la volonté. Chaque effort volontaire tend à agir comme un stimulant qui parcourt le trajet du nerf malade et ouvre la voie aux impulsions motrices.

A l'appui de cette théorie, ce médecin nous rappelle que dans la paralysie du facial l'orbiculaire des paupières est le premier muscle qui recouvre sa tonicité, ce qui s'explique, d'après lui, par sa grande activité fonctionnelle. Tous les jours l'action réflexe s'exerce sur la conjonctive un grand nombre de fois — propension au clignement, — le nerf est continuellement stimulé par les impulsions qui cherchent à se frayer un chemin à travers la lésion ; cette stimulation répétée amène la réparation en peu de temps des fibres nerveuses endommagées.

Le rôle important que l'effort de la volonté et la concentration vers le but poursuivi joue dans le développement musculaire et la régénération des tissus se voit dans la gymnastique suédoise et dans la méthode pratiquée en Amérique sous le nom de culture psychophysique. Nous avons dans l'hypnotisme une grande ressource comme stimulant de l'effort et excitant de la volonté; c'est dans ce but qu'on devra utiliser sa puissance, et non pas pour supplanter ou affaiblir l'individualité.

TABLE DES MATIÈRES

TABLE DES MATIÈRES

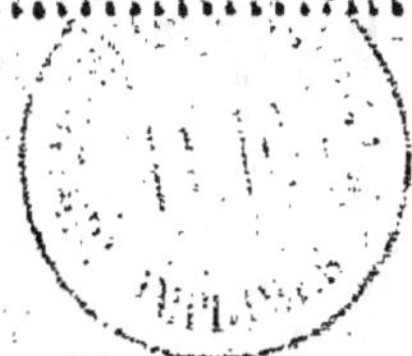

Tours. — Imp. Deslis Frères.

QUINQUAUD, médecin des hôpitaux, professeur agrégé à la Faculté de médecine. — **Thérapeutique clinique et expérimentale.** In-8 carré de 350 pages, environ avec figures....................................... 10 fr.

Ceci est de la moelle scientifique. Le savant et infatigable médecin de Saint-Louis n'a pas oublié ses premières études et ses primitives recherches sur la chimie biologique. Il est convaincu que c'est seulement par l'examen et par la critique des réactions obtenues dans le grand laboratoire de l'organisme que la médecine surprendra le secret de guérir. L'observation de la vie est peut-être la meilleure sauvegarde contre la mort. C'est du moins l'idée générale qui ressort de la lecture de ce livre si laborieusement pensé.

Que le lecteur ne s'imagine pas y trouver des fioritures ou des aperçus vagabonds, il se tromperait étrangement. C'est le fait vital enregistré et commenté. C'est l'observation dans sa scientifique nudité et sous son aride sécheresse. Mais combien suggestive est cette lecture! A ceux qui cherchent les secrets du « comment », je conseille de méditer ce volume.

Dr L.-E. M.

JOUGLARD. — **L'Univers et sa cause, d'après la science actuelle.** Un vol. in-18 jésus....................................... 3 fr. 50

A l'heure où la science tend à se substituer définitivement au dogme, il y avait à faire sur cette question un livre d'un puissant intérêt. Cette tâche redoutable, M. S. Jouglard vient de l'aborder avec courage et surtout avec une suprême impartialité, se tenant toujours dans une égale méfiance, comme il le dit lui-même, des suggestions de l'incrédulité ou de la foi. Les conclusions auxquelles il aboutit, en s'appuyant sur la science seule, sont des plus consolantes, bien que s'écartant sensiblement en plus d'un point du spiritualisme classique. — Mais il s'agit d'un livre sur lequel on ne peut accepter le jugement tout fait, et qu'il faut lire. Or, la lecture en est des plus attachantes, grâce à la sobre élégance du style, à la vigueur et à la sincérité de l'argumentation, et surtout au soin qu'a pris l'auteur d'être partout absolument clair.

BÉRILLON (Dr E.), secrétaire général du Congrès de l'hypnotisme, directeur de la *Revue de l'hypnotisme*. — **Théories et applications pratiques de l'hypnotisme.** In-8 de 40 pages, avec 12 figures dans le texte....................................... 1 fr. 25

Ce livre est un document précieux pour ceux que le grand problème de la suggestion préoccupe justement. On a pu guérir par suggestion un grand nombre d'enfants qui présentaient des habitudes de mensonge irrésistible, de kleptomanie, de cruauté, de paresse invincible, d'indocilité, de pusillanimité, etc.

LAURENT (ÉMILE). — **Les suggestions criminelles,** viols, faux et captations, faux témoignage, les suggestions en amour. Cinq portraits de criminels hors texte. In-8 de 60 pages....................................... 2 fr.

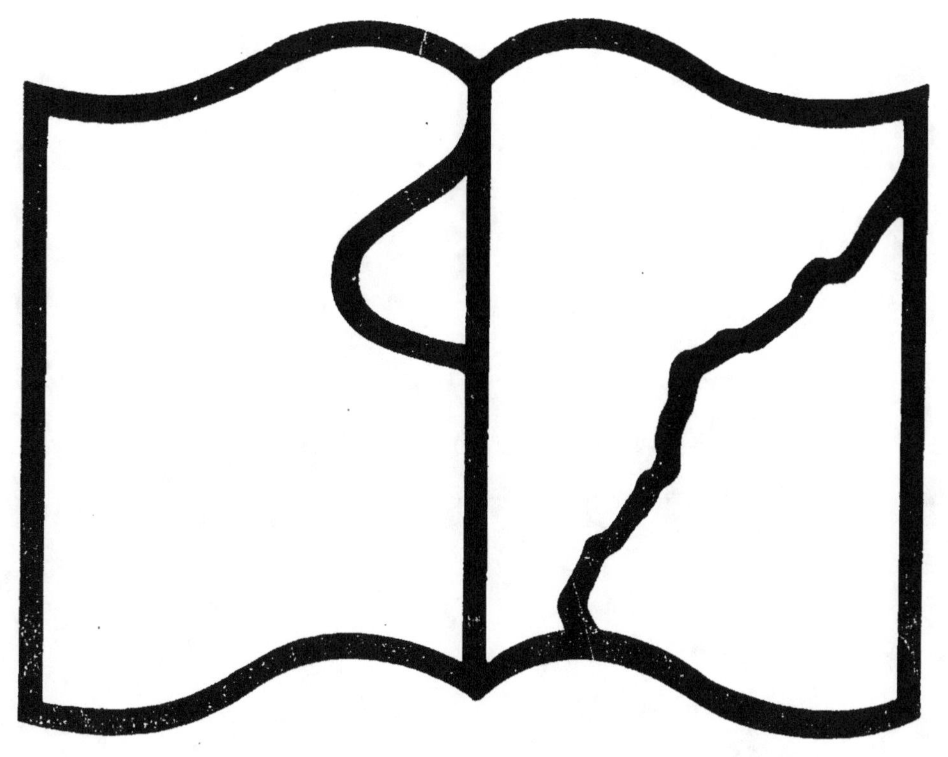

Texte détérioré — reliure défectueuse

NF Z 43-120-11